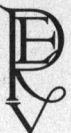

Zu diesem Buch

Als Schüler des Kriya Yogi Sanakananda Giri (der seinerseits u. a. von dem Nobelpreisträger Tagore unterwiesen worden war) wurde Detlef Uhle in dessen Yogazentrum in Indien zum Yogalehrer ausgebildet. Als Yogi Deenbandhu gibt er seit Jahren sein Wissen an diejenigen weiter, die auf diesem Wege Techniken der Atemkontrolle, Konzentration, Entspannung und Meditation erlernen wollen, um ein erfüllteres Leben im Einklang von Körper und Seele führen zu können.

Sein hier vorliegender Einführungsband erklärt demjenigen, der den Zugang zum Yoga sucht, an Hand von klaren Beschreibungen und eindringlichen Arbeitsfotos die grundlegenden Übungen des Hatha-Yoga (körperlicher Yoga), gut geeignet zum Selbststudium, besser noch zur Vor- und Nachbereitung eines Yogakurses.

Yogi Deenbandhu
(Detlef Uhle)

Das
rororo Yoga-Buch
für Anfänger

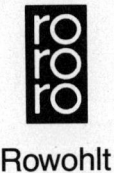

Rowohlt

Umschlagentwurf Werner Rebhuhn
(Foto: Iris Papadopoulos)
Originalausgabe
Redaktion Beate Laura Menzel
Fotos im Text: Iris Papadopoulos
Veröffentlicht im Rowohlt Taschenbuch Verlag GmbH,
Reinbek bei Hamburg, November 1984
Copyright © 1984 by Rowohlt Taschenbuch Verlag GmbH,
Reinbek bei Hamburg
Satz Sabon (Linotron 202)
Gesamtherstellung Clausen & Bosse, Leck
Printed in Germany
980-ISBN 3 499 17871 0

Inhalt

II. Die Asanas 70

Die Kunst, auf dem Boden zu sitzen 121

Gewidmet meinem Guru
Kriya-Yogi Paramahansa Swami Sanakananda Giri

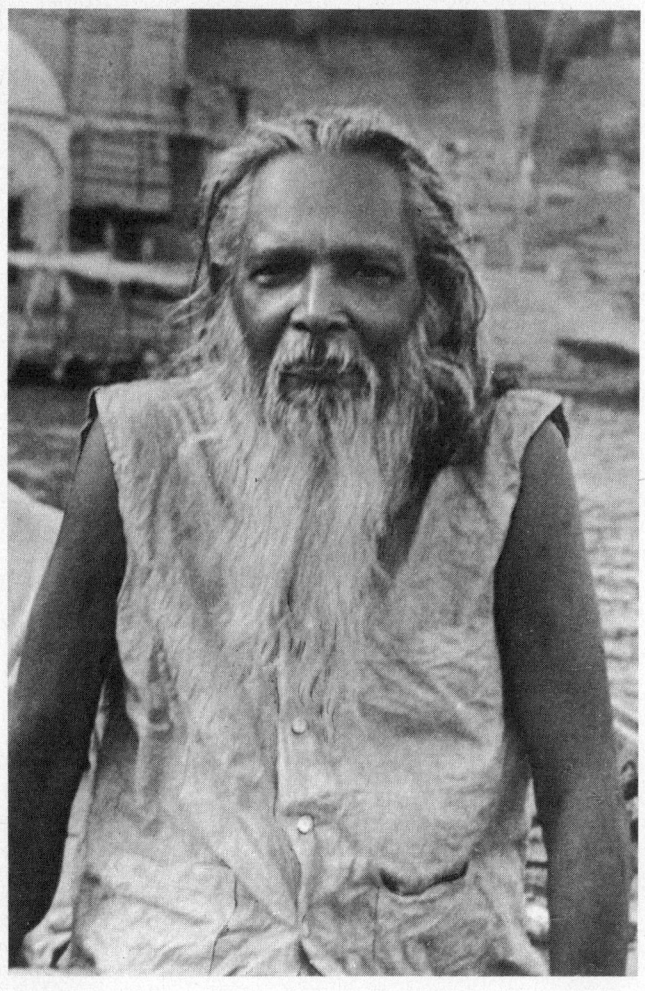

Vorwort

Yoga sollte vor allen Dingen in möglichst einfacher, natürlicher und praktischer Form vermittelt werden. Deshalb wird in diesem Buch auf Übersichtlichkeit und Anschaulichkeit großer Wert gelegt. Yoga soll *praktisch* anwendbar werden.

Jeder, der bereits Yoga praktiziert, weiß, daß sein Bemühen um Erfolg im eigenen individuellen Yoga stark von den täglich praktischen Yogaübungen abhängig ist.

Die *täglichen Übungen* sind wichtiger als Vorträge, Bücher oder geistiger Meinungsaustausch.

Wer im Yoga positiv fortschreitet, wird nicht nur ein körperliches, sondern auch ein geistiges Wohlgefühl finden. Dieses Gefühl entsteht während der Übungen. Je tiefer man in die Übungen eindringt, desto länger wird man dieses wärmende Gefühl einer angenehmen Energiebewegung halten können. Im Hatha-Yoga erfährt man den Körper als energiedurchdrungen. Die Lenkung dieser Energien (Prana) ist von den eigenen praktischen Bemühungen abhängig. Wenn man nach langer Übung das Wesen dieser wandernden Energien in sich selber erkennt und bewußt lenken kann, wird das eine Hilfe sein, um den psychischen Ruhepol in sich selbst zu entdecken als etwas, was uns aus unserem stark begrenzten Bewußtseinsfeld liebevoll herauszieht. Der Konzentrationsgewinn langjähriger Yogaübungen wird die physischen und psychischen Kräfte des Übenden entwickeln.

Auf der anderen Seite ist Yogaentwicklung auch Intuitionsentwicklung. Wer vorgibt, meditieren zu können und sich dennoch bei jedem Vortrag, Buch oder in Diskussionen verunsichert fühlt, hat seine Linie noch nicht gefunden, geschweige denn, die Fähigkeit, meditieren zu können, erlangt.

Der größte Yogi und Lehrer kann keinem Schüler die tägliche Bemühung abnehmen, praktisch zu üben. Erst die tägliche Übung führt schließlich zum Ziel der körperlich-geistigen Kontrolle. Der Lehrer hat nur die Aufgabe zu überprüfen, ob der klassische Yoga praktisch richtig und möglichst ohne Ablenkungen praktiziert wird. Die Kräfte trägt jeder Mensch potentiell in sich selbst. Die Yogaübenden unterscheiden sich nur voneinander durch eine mehr oder weniger ausgeprägte Fähigkeit der Innenschau. Der Yogalehrer hat die Aufgabe, den Blick des Schülers nach innen zu schärfen, denn der Schüler muß lernen, von *innen* her seine Kräfte zu entfalten. Im Alltag setzt der Mensch seine Kräfte nach *außen* hin ein. Im Yoga nun versucht er die verlorengegangene Energie wiederzuerlangen.

Dieses Buch soll in erster Linie neben der Vermittlung der Theorie einen praktischen Wert haben und Übungen aufzeigen. Was nützt die schillernde Darstellung von schwierigen Yogaphilosophien und deren Symbolik samt moralisch-ästhetischen Anweisungen, wenn der Leser am Ende des Buches feststellen muß, daß ihm der praktische Schlüssel, um in diese Philosophie vorzudringen, nicht gegeben wurde.

Im Laufe der Jahre traten immer wieder Schüler meiner Yoga Kurse an mich heran mit der Bitte, zusammenfassend alle Yogaübungen in praktisch-theoretischer Form niederzuschreiben, um sie zu Hause wiederholen und (positiv) ausbauen zu können.

Das umfangreiche System des Hatha-Yogas macht es dringend notwendig, gerade den Beginner richtig anzusprechen. Das heißt, ihm klassische Yogaübungen in geordneter, übersichtlicher Form vorzustellen und ihn aufzufordern, sie gleich nachzupraktizieren! Für einen Yogalehrer ist es leicht, die Einheit, die alle klassischen Philosophien und Technologien im Yoga verbindet, klar zu erkennen. Der Anfänger dagegen wird in der verwirrenden Vielfalt des Yogaangebots nur mit Mühe seinen Weg finden. Er hat es schwer im Yoga, weil er erst einmal Fuß fassen muß, bevor er die ersten Schritte wagen kann, und die sind häufig die ausschlaggebenden.

Ich möchte mit diesem Buch besonders den Anfänger ansprechen. Wenn er mir folgt, wird er seinen Einstieg über die Praxis finden.

Wir sollten daran denken, daß alle klassischen Yogaübungen nicht zufällig oder etwa Experimente sind. Sie sind im Laufe der Jahrtausende von vielen Yogis erprobt und vorpraktiziert worden und sind in ihrer Wirkung der positiven Beeinflussung der körperlich-geistigen Gesundheit gerade auch heute von großer Bedeutung.

Wichtig ist, daß man seinen individuellen Yoga nicht begrenzt. So sollte auch der Beginner nicht auf seinem Weg stehenbleiben. Er sollte den Yoga nicht nur als Körperpflege betrachten. Wer im Yoga haltmacht bei der Pflege des Körpers, Gelenkigkeit, Fitness oder Muskelpflege, der verhindert sein eigenes Vorankommen. Denn mit der Beherrschung der Körper- und Atemkontrolle werden Konzentrationskräfte frei, die schließlich zu meditativem Erleben führen können. Viele meiner Schüler zeigten anfänglich kein großes Interesse an der eigentlichen Yogaphilosophie. Sie hatten wohl Bedenken, in eine fernöstliche Religiosität «reinzugeraten». Nun, zuweilen entpuppten sich die eigenen Erfahrungen mit einfachen klassischen Übungen als Lehrmeister. Der Körper lernt allmählich tatsächliche Stille zu erleben, still zu sein, und doch da zu sein, ohne sich vom Schlaf vergewaltigen zu lassen. Er erlebt alles andere nicht als ein Gefühl der Leere, sondern eher als eine offenbarende Aufladung. So mag ein anfänglich an der Philosophie nicht interessierter Hatha-Yogaübender, durch die Erfahrung eigener Übungsresultate bekehrt, spirituell (geistig) seinen Yoga vertiefen wollen. Wer im Yoga gelernt hat, spirituell zu genießen, erlebt eben nicht eine eher negative, weil weltabgewandte Vergeistigung, die möglicherweise die vielen kleinen Freuden unseres irdisch-sinnlichen Lebens nicht mehr wahrnimmt.

Nein, im Gegenteil! Wir lernen unterscheiden und werden fühlend verstehen, warum eine gesunde Sinnlichkeit durch spirituelle Kraft kontrolliert, geläutert und natürlich im Einklang mit unserem eigenen Wesen verfeinert wird.

Dieses Buch soll Ihnen die Möglichkeit geben, den Einstieg in den Hatha-Yoga (körperlicher Yoga) zu finden.

Es gibt eine ganze Anzahl Yogaübender und im fortgeschrittenen Sinne Meditierender, die behaupten, der Hatha-Yoga mit seinen vielen «Verrenkungen» führe nur zur Selbstliebe und sei daher eher abzulehnen. Dagegen wehre ich mich mit Nachdruck. Im Hatha-Yoga heißt es: «Der Körper ist der Tempel der lebendigen Seele.» Die vielen Atem- und Körperübungen führen letzten Endes zu einer bewußt herbeigeführten Körperstille. Diese Stille des Körpers ist die Grundvoraussetzung, um sich in der Meditation nach innen konzentrieren zu können. Fortgeschrittene im Hatha-Yoga können innerhalb von Sekunden angenehme Körperstille herbeiführen. Eine Stille, die Kraft offenbart und Konzentration herbeiführt. Die Körperkontrolle im Hatha-Yoga hält die Energiebewegungen (des Pranas) wach und läßt somit den Yoga-Praktizierenden die Wirbelsäule, das Organ-, Nerven- und Muskelsystem als lebensenergiedurchflutet erleben. Die Energie als Konzentration zum Körper hin lehrt uns, den Körper in seiner Empfangsbereitschaft der Energie gegenüber, im «Energierausch» zu genießen. Wenn wir unseren Körper energiegeballt – pranisch ausbalanciert – genießen können, haben wir ihn vorbereitet, höhere Pranayamas üben zu können. Pranayama bedeutet das Zurückziehen der Sinne (Körperenergie) zu einem psychischen Zentrum, auch Chakra genannt, z. B. dem Großhirnpotential. Gelingt es dem Übenden, die Körperenergie zurückzuziehen und sie in einem psychischen Zentrum aktiv werden zu lassen, so wird der Übende in der Einheit seiner konzentrierten Sammlung in jenem psychischen Zentrum Meditation erfahren. Wohlgemerkt, von selbst in sich selbst. Meditierende, die körperlichen Yoga unüberlegt ablehnen, erleben im Laufe der Jahre ganz bestimmt einmal eine Auseinandersetzung zwischen Körper und Geist. Wenn wir meditative Freude beim Üben erlangen wollen, dürfen wir den Körper nicht unterschätzen.

Zur Körperkontrolle gehört die Fähigkeit, einen angenehmen und festen Yoga-Sitz zu beherrschen. Dieser perfekte Sitz ist nicht leicht. Ich kenne viele alte und junge Meditierende, die mit verschiedenen Yogasystemen arbeiten und anfänglich gute Erfolge wahrnehmen, aber sich plötzlich im Störfeld des eigenen Körpers finden. So schmerzen z. B. plötzlich Körper und Beine, die Wirbelsäule knickt ein, der Atem arbeitet störend laut und hektisch, das Herz lenkt unkontrolliert pochend ab.

Bei diesen gravierenden Störungen kann keiner mehr den eigentlichen Meditationsübungen folgen, geschweige denn voranschreiten. Das alles sind zweifellos Anzeichen einer zu einseitigen Yogaentwicklung.

Wenn Ihnen irgendeine Meditation ganz von Herzen zusagt und Sie das Gefühl haben, «drin» zu sein, vergessen Sie bitte trotzdem nicht, daß auch der Körper seinen Anteil verlangt. Wenn Sie Ihren Körper unter Kontrolle haben, werden Sie sich tiefer konzentrieren können. Wenn Sie aber bisher die Bedürfnisse Ihres Körpers übersehen haben, macht er Sie durch plötzliche Reaktionen, die sie nicht zu kontrollieren gelernt haben, zu seinem Sklaven.

Die Meditationsanweisung: «Setzen Sie sich ruhig hin! – Seien Sie konzentriert! – Meditieren Sie über die Schönheit einer Rose!», mag für den einen eine suggestiv anregende Formel sein, bei dem anderen jedoch gar nichts bewirken. Deutlich ist, daß im klassischen Yoga der Weg zur Fähigkeit des festen und bequemen Sitzenkönnens eine Stufe bedeutet (nämlich Üben von Asanas), daß die eigentliche Konzentration (Dharana genannt) eine höhere Stufe kennzeichnet (nämlich Üben von Pranayamas) und daß Meditation eine noch höhere Stufe der Konzentration entwickeln kann, die aber keinesfalls von heute auf morgen zu erreichen ist.

Behandeln Sie Ihren Körper als Tempel. Gerade als Kriya-Yoga-Meditationslehrer empfehle ich meinen Schülern dringend den Hatha-Yoga, der jedem nur wohl tun kann, besonders den Menschen unserer westlichen Zivilisation. Keiner kann leugnen, daß (nicht nur) der im Stress Stehende heutzutage große Anforderungen an sein Kreislauf-, Wirbel-, Muskel-, Nerven- und Atemsystem stellt. Hatha-Yoga kann hier ein lohnender Weg sein, etwas für die eigene Gesundheit zu tun, indem die Lebensenergien im physischen Körper ausbalanciert werden. Erst danach stellt sich eine allgemeine innere Harmonie und Ausgeglichenheit ein.

Üben Sie mit Vertrauen die in diesem Buch ausgeführten klassischen Yogaübungen. Lassen Sie sich durch nichts ablenken. Alles, was der Mensch braucht und sich wünscht, sei es in spiritueller oder irdischer Form, die Erfüllung all dieser Wünsche, Gefühle und Träume findet in ihm selber statt. Der Weg dorthin wird vom Yoga gewiesen. Damit die Entwicklung des Schülers möglichst geradlinig verläuft, kann er sich uns Yogalehrern anvertrauen.

I. Der 8-Stufen-Pfad des Patanjali

Yoga ist nicht willkürlich, sondern logisch nach einem bestimmten Plan aufgebaut. Es gibt alte Yogaschriften in Sanskrit, in denen die grundlegenden Richtlinien der Hatha-Yogalehre festgelegt sind. Yogis haben darin ihre Erfahrungen weitergegeben.

Die bekanntesten Werke, die der Hatha-Yogalehre Licht verleihen, sind die «Hatha-Yoga Pradipika», «Shiva Samhita», «Gheranda Samhita», «Vishvakosha» und «Anubhava Prakasha».

Der höhere Yoga wird mit Raja-Yoga (königlicher Yoga) bezeichnet. In diesem Raja-Yoga werden klassische Konzentrations- und Meditationsmethoden geübt, die primär Mentalkontrolle herbeiführen. Die Richtlinien für den Raja-Yoga gibt der große Yogi Patanjali. Patanjali, anerkannt als höchste Autorität des Raja-Yogas, schrieb vor ca. 2000 Jahren die Yoga-Sutras. Alle klassischen Mittel, die Konzentrations- und Meditationserleben herbeiführen sollen, orientieren sich an den Yoga-Sutras.

Liebe Anfänger, mißverstehen Sie mich nicht! Ich habe nicht vor, Sie mit unnötiger Theorie und beschwerlichem Wissen zu belasten. Vor allen Dingen möchte ich nicht, daß Sie schon über die erste Hürde Ihrer Yogaentwicklung stolpern. Ich möchte Ihnen nur das allernotwendigste theoretische Wissen vermitteln. Ich selbst habe am Anfang meiner Yogaentwicklung als Autodidakt darunter gelitten, daß mir Yoga bisweilen durch lange und umständliche Formulierungen vermittelt wurde. An meine eigenen mühevollen Erfahrungen will ich mich deshalb erinnern und versuchen, mit einfachen Worten viel zu sagen.

Ich beginne mit dem 8-Stufen-Pfad des Patanjali, wie er in den Yoga-Sutras aufgezeichnet ist. Jeder Yogaübende sollte wissen, wo Yoga beginnt und wo er endet. Wer Yoga übt, sitzt sozusagen in einem Zug. Und er sollte wissen, wo dieser Zug abfährt, wo die Zwischenstationen liegen und wo die Endstation liegt, ganz gleich, ob der Übende schon vorher aussteigt oder die Reise bis zu Ende durchführt!

Die ersten beiden Stufen des 8-Stufen-Pfades des Rishis Patanjali heißen:

Stufen 1 + 2: Yama und Niyama. «Yama» und «Niyama» drücken die gewünschte *Geisteshaltung* des Übenden aus. Durch richtiges Yogapraktikum (Entspannungs-, Körper- und Atemübungen) wächst die innere Harmonie und Kraft. Diese Kraft sollte man nicht nur für sich selber (egoistisch) verwerten, sondern auch auf andere (Kinder, Familie, Arbeitskollegen usw.) ausstrahlen. Einfach für den anderen da sein, eben Mensch sein, die eigene Menschlichkeit entwickeln. Die Eigenschaft des Feuers ist die Wärme. Sonst wäre es kein Feuer. Die Eigenschaft des Eises ist die Kälte. Sonst wäre es kein Eis. Und die Eigenschaft des Menschen ist die Menschlichkeit, sonst wäre er kein Mensch. Ohne Menschlichkeit würde der eigene Yoga oberflächlich bleiben. Wie groß oder klein unser Beitrag in der Arbeit am Nächsten sein soll, spielt eine untergeordnete Rolle.

Ich glaube, es ist einleuchtend, daß Yogaübungen eine eindeutige innere Haltung erfordern. Wenn man sich auf der einen Seite bemüht, Körper und Geist durch Yoga in den Empfangsbereich kosmischer Energiegesetze zu steuern, kann man sich nicht gleichzeitig menschenunwürdig verhalten, das paßt einfach nicht zusammen. Yama-Niyama ist, wie gesagt, die Geisteshaltung des Übenden. Der Übende soll Unterscheidungsvermögen erlangen, sich in allen Lebensbereichen fragen: Was soll ich tun? Was soll ich nicht tun?

Reinheit des Körpers gehört zu den Stufen Yama-Niyama. Die tägliche *Reinigung* ist von großer Bedeutung. Eine gesunde Haut muß atmen, das kann sie nicht, wenn Staub, Ruß oder die ausgeschiedenen Stoffwechselprodukte die Poren verstopfen.

Stufe 3: Asanas, darunter versteht man die verschiedenen *Körperübungen*. Täglich praktiziert führen sie zu einer überdurchschnittlichen Körperkontrolle; sie sind Körperpflege und Körperkultur auf höchstem Niveau. Asanas im Sinne des Yogis Patanjali sind angenehme, leichte Sitzpositionen, bei denen der Übende lange Zeit, ohne von Körperschmerzen abgelenkt zu werden, mit gerader Wirbelsäulen- und Kopfhaltung in Konzentration und Meditation verbleiben kann. Durch das Praktizieren der Asanas lernt der Übende mehr und mehr, den Körper auf Wunsch in eine angenehme Stille zu versetzen.

Stufe 4: Pranayamas, sind vereinfacht ausgedrückt *atemkontrollierende Übungen*, aber nicht nur das. Wie schon die Zusammensetzung des Wortes vermuten läßt, geht es hier primär um das Auffinden von Lebensenergie (Prana) und dessen notwendige Kontrolle oder Ausweitung (Ayama).

Der Yoga erhebt den Anspruch, über Pranayama auch allmählich eine eigene Gefühlskontrolle zu erreichen. Daß dieser Anspruch gar nicht so verwegen ist, beweisen kürzlich durchgeführte wissenschaftliche Versuchsreihen, die den Zusammenhang zwischen Atmung und Gefühlstätigkeit nachweisen. Ich denke an das Biofeedback-Verfahren. Bei diesem Verfahren wird die Atmung des Übenden sicht- und hörbar gemacht. Durch die Konfrontation mit dem eigenen Atem lernt der Übende, seinen Atem zu korrigieren. Viele Versuche an verschiedenen Leuten zeigten, daß sich nicht nur der Atem beruhigt, sondern auch einige Übende Aggressionen und Depressionen «wegatmen» konnten.

Das Üben von echten Pranayamas (Atemübungen) ist schwieriger und zeitaufwendiger, doch auch die Gefühlskontrolle wird tiefgreifender, vor allen Dingen, weil der Übende nicht durch eine andere äußere Instanz überprüft wird, sondern sich nur mit eigenen Mitteln vorarbeitet und kontrolliert.

Sie werden durch dieses Buch genau lernen, wie man richtig atmet. Ganz von vorne beginnend. Im Yoga soll der Atem verlängert, gedehnt, gestreckt und vertieft werden. Ein längerer, tieferer Atem bringt Gesundheit, führt weg vom hektischen Rhythmus nervöser Kurzatmung. Die Atemfrequenz wird vermindert; damit erhöht sich höchstwahrscheinlich die eigene Lebenserwartung. Die Tierwelt lehrt uns, daß ausgesprochene Lang- oder Tiefatmer auch ausgesprochen lange leben, wie z. B. der Elefant oder die Schildkröte.

Das Leben soll uns nicht seinen Rhythmus aufzwingen. Wir selbst können einen harmonischen Lebensrhythmus eratmen. Wenn Sie um diese vier Stufen – Yama, Niyama, Asanas, Pranayamas – fachgerecht praktizieren, können Sie versuchen, Pratyahara zu erreichen.

Stufe 5: Pratyahara, ergibt sich als Resultat der Bemühungen in den vier Vorstufen. Wieviel Zeit der Übende benötigt, um Pratyahara zu verwirklichen, kann kein Lehrer voraussagen. Die Yoga übenden Menschen gehen erfahrungsgemäß ihre eigene individuelle Entwicklung, die von zu vielen Faktoren und Umständen abhängt, als daß sich aus diesen Erfahrungen etwas Allgemeingültiges ableiten ließe.

Pratyahara ist bereits eine *Fähigkeit* und bedeutet *Loslösung der Sinne und Gedanken*. Das hört sich sehr schwierig an, ist im Grunde aber leicht erklärbar.

Wenn wir uns konzentrieren wollen, und das gilt nicht nur für Yoga, dann werden wir meist von unseren Sinnen aus der Konzentration gerissen. Unsere Sinne, wie Sehen, Hören, Riechen, Schmecken usw., können wie Diebe in unsere Konzentrationsbemühungen eindringen. Angenommen, Sie wollen zu Hause einen wichtigen Brief aufsetzen und stellen bei den ersten Zeilen fest, daß Sie sich gut konzentrieren können. In eben diesem Augenblick aber werden Sie von Ihrem Gehörsinn aus Ihrer Konzentration gerissen. Ein Wagen rast mit quietschenden Reifen vorbei. Sie springen auf und eilen ans Fenster. Ihre Stimmung und Konzentration ist auf dem Nullpunkt. Nicht nur durch das eindringende Geräusch quietschender Reifen, sondern auch durch die Gedanken, die jetzt ausgelöst werden wie: Unverschämtheit! Rücksichtslosigkeit!

Pratyahara ist die Fähigkeit eines Menschen, in der Konzentration zu *verbleiben*, die er im Moment einsetzt. Die Störungen durch die Sinne nimmt man höchstens im Unterbewußtsein wahr, im besten Falle gar nicht. Mit anderen Worten, Pratyahara ist die Fähigkeit des Willens, innerhalb von Sekunden *Unabhängigkeit* von den Sinnen zu erlangen. Diese Fähigkeit der Verinnerlichung, des Zurückziehens der Sinne, um Konzentration zu erhalten, sollte weder im Trubel eines Supermarktes noch in der Geräuschkulisse eines Bahnhofs verlorengehen.

Echter Yoga führt nie zu einer negativen, fremdartigen oder passiven Vergeistigung. Sie sollten einfach ganz natürlich die Übungen praktizieren und sich nicht von überzogenen Erwartungen und Verheißungen abhängig machen, die, wenn sie nicht verwirklicht werden, doch nur Frustration stiften. Yoga führt allmählich zu einer freudvollen Selbstanalyse; Sie werden früher oder später selbstkontrollierend Entspannungs-, Atmungs- und Konzentrationsfehler finden und so in die Nähe von Pratyahara rücken können.

Stufe 6: Dharana, die reine Yogakonzentration.

Dharana und die zwei noch folgenden Stufen schriftlich zu formulieren, ist äußerst schwierig. Sie stellen im wesentlichen *fühlbare Erfahrungsstufen* dar, die im Laufe eines Yogawerdeganges eintreten. Tritt dieses Dharana ein, so wird diese Konzentrationsfindung als ganz natürlich empfunden.

Was bedeutet in dieser klassischen Methode Dharana und Dhyana?

Stufe 7: Dhyana

Wenn wir durch regelmäßiges Üben von Yama, Niyama, Asanas und Pranayamas Vertiefung und annähernd die Fähigkeit des Pratyahara erfahren haben und darüber hinaus sowohl Interesse als auch Bereitschaft besteht weiterzugehen, können wir eine klassische Konzentrations- und Meditationsmethode erlernen, die uns zu Dharana (Konzentration) und schließlich in Dhyana (Meditation) führen kann.

Im Kriya-Yoga lernt man *mit Hingabe* (Bhavana) zu üben und dieses Übungsgefühl samt Prana (Konzentrationsenergie) in einem Zentrum seßhaft und aktiv werden zu lassen. Das psychische Hauptzentrum im Kriya-Yoga und auch in vielen anderen Systemen ist *das dritte oder geistige Auge.* Im Yoga-Sanskrit wird es mit Ajna-Chakra bezeichnet. Gelingt es dem Übenden, dieses Zentrum zu aktivieren, die Konzentration im Yoga auf diesen Punkt zu richten, erfährt er *Dharana.*

Durch tägliches, anhaltendes Üben im Kriya beginnt sich dieser Punkt strahlend auszuweiten. Dieser Zustand führt allmählich zum Erleben von Glück- und Friedegefühl, das Patanjali mit *Dhyana* bezeichnet. Dhyana-Meditationsgefühle sind immer neu und unbeschreiblich, weil sie von jedem selbst erfahren werden müssen. Wenn ich sage, der Zucker schmeckt süß, sagt Ihnen das auch nichts, falls Sie ihn noch nie probiert haben.

Im Kriya lernt man seine Kräfte nach innen zu richten, zu diesem Urkraftpol, der nur darauf wartet, (mental) berührt zu werden. Die Entdeckung dieses Kraftpols zeigt uns an, daß alle Kräfte physischer und psychischer Art in uns selber liegen. Wir brauchen sie nicht mit weit geöffneten Augen irgendwo am Firmament zu suchen. Alles sitzt in Ihnen selbst. Den Weg nach innen zeigt der Yoga.

Wenn die Kräfte des Meditierenden nach innen hin arbeiten, werden ihm wundersame Erfahrungen zuteil. Dort im Innern kann man die schönsten Melodien und astralen Laute (Anahata) wahrnehmen, falls der Übende versteht, seinen Gehörsinn nach innen zu richten. Dort im Innern kann man auch schönstes Licht wahrnehmen, wenn der Übende versteht, die Kraft des Sehens nach innen zu richten. Tiefe Meditation tritt ein, wenn es dem Übenden gelingt, sich mit dem Laut oder Licht zu verbinden – mit ihm eins zu werden. In dieser Einswerdung wird der Übende mit großer psychischer Energie erfüllt. Der Laut und das Licht erscheinen im Wesen vertraueneinflößend, führend und intelligenzbegabt. Der Meditierende sollte sich aber nicht vom Auffinden des Lautes oder Lichtes abhängig machen. Der primäre Faktor im Yoga, auch bei hohen Meditationsmethoden, besteht in der Entwicklung und Vertiefung der eigenen Gefühlswahrnehmung. Wer über meditative Bemühungen seinen Empfang zu kosmischen Energien wiederhergestellt hat, wird jedes Problem allmählich an der Wurzel zu bekämpfen wissen. Im Sinne von Patanjali besteht die Fähigkeit der Meditation (Dhyana) keinesfalls nur darin, einen schönen Meditationsleitgedanken zu verwirklichen, mit dem Phantasieziel die Welt der Gedanken in der Vorstellungskraft zu erleben. Echte Meditation hat nichts mit Phantasie, Vorstellung, Autosuggestion oder Selbsthypnose zu tun. All jenes darf in beschränktem Maß nur Hilfsmittel werden. Meditation ist vor allen Dingen ein Entleeren, ein Fernhalten der Gedanken. Einfach praktizieren und sich dem, was sich aus einem selber ergibt oder offenbart, mit liebevoller Hingabe zuwenden. Offenbart sich der innere Laut, so richte man die ganze Konzentration auf ihn. Offenbart sich das Licht, dann richte man die ganze Konzentration zum Lichte hin.

Meditationsentwicklung ist vor allen Dingen *Vertiefung des eigenen Gefühlslebens* von innen her. Diese Kraft, die der Meditierende findet, wird er nach und nach mehr und mehr verstehen und auch nach außen richten können. Das heißt, er wird ein möglichst friedvolles Leben führen können, das von ständigen Problemkonfrontationen unangetastet bleibt. Das ist doch ein Ziel, was jeder friedliebende Mensch verwirklichen möchte.

Stufe 8: Samadhi ist die letzte Stufe des Pfades. Samadhi ist Endziel aller meditativen Bemühungen und kann im Laufe einer Lebensspanne entsprechend der Fähigkeiten des Übenden eintreten. Samadhi gilt als *Erfüllung eines meditativen Lebens*. Wie schon ausführlich erläutert, ist es schwierig, Konzentration oder Meditation in Beschreibungen zu fassen. Samadhi ist transzendent, nicht Freude und doch Freude und weit mehr als Freude. Es ist etwas, was jenseits der Verstandes- und Sinneskraft liegt. Es ist Samadhi. Viele bezeichnen es als den Zustand des NICHTS. Mir persönlich mißfällt diese Begriffsbestimmung des NICHTS. Sie sagt nichts aus und wird oft mißverstanden. Man könnte es ebenso ALLES nennen. Denn in diesem NICHTS oder ALLES offenbart sich alle Erkenntnis, die ein spirituell, geistig interessierter Mensch sucht. Die Urfragen menschlichen Seins werden im Samadhi ihre Antwort finden, Fragen wie:

Woher komme ich? Wer bin ich?
Wie ist der Aufbau des Universums?

Samadhi in der Zen-Meditation heißt Satori. Hier im Westen finden wir noch andere Bezeichnungen wie; Yogiekstase, Erleuchtung, kosmisches Bewußtsein und Selbstverwirklichung (im Sinne des Stufen-Pfades).

Geduld und Ausdauer sind notwendig

Der Yoga-Interessierte ist in einer schwierigen Situation, wenn es darum geht, aus all den Yoga-Missionen, -Systemen und -Praktiken mit ihren oft kühn anmutenden Verheißungen, seinen eigenen individuellen Weg herauszufinden. Wie soll sich ein Anfänger in diesem Dikkicht bewegen? Erschwerend kommt hinzu, daß er noch nicht gelernt hat, die Spreu vom Weizen zu trennen. Fortgeschrittene Übende können leichter entscheiden, wie z. B. ein vortragender Yogalehrer einzustufen ist, ob hier jemand vor einem steht, der nur rhetorisch geschult Wissen anbringt, oder ob es sich tatsächlich um einen echten Lehrer mit großem Yogacharisma handelt. Ein echter Lehrer sollte auf jeden Fall Yogaübungen vollendet praktizieren können. Hohe Yogatechniken senden Schwingungen aus, und so erkennt der schon fortgeschrittene Übende den vollendet Übenden gefühlsmäßig.

Ich habe viele Yogasuchende kennengelernt, die ständig wechselten. Mal gehörte man dieser Yogalehre an, mal jener, mal vertraute man einem indischen Yogi, mal einem japanischen Zen-Lehrer. Die Folge ist meistens eine tiefe Frustration, in der der ganze Yoga, samt seinen Lehrern, als fragwürdig erscheint. Mein Rat: Der Anfänger sollte ohne Wenn und Aber direkt und sofort die klassischen, langerprobten Techniken üben.

Dieses Buch zeigt, wie man Hatha-Yogatechniken von der Entspannung des Körpers bis zur Atmung erlernt. Hiermit sollte man beginnen und so die ersten Resultate im Yoga sammeln. Darauf folgt meist ganz automatisch das Bedürfnis, nun auch eine klassisch erprobte Konzentrations- und Meditationsmethode zu erlernen. Bitte haben Sie Geduld und Ausdauer beim Erlernen von Yoga. Falls Ihr Yoga-Weg mal steinig wird, geben Sie nicht gleich auf, und gehen Sie nicht gleich zu einem anderen Angebot, das weniger Mühsal verspricht. Graben Sie an der Stelle weiter, bis die Steine verschwinden. Der Boden wird weicher, und endlich, Sie erreichen schließlich das rettende, wohltuende Wasser (der positiven Selbstkontrolle). Jenes Wasser werden Sie nicht finden, wenn

Sie ständig Ihren «Ausgrabungsort» ändern und somit keine Tiefe erreichen. Sie können Ihre eigenen physischen und psychischen Energien mit einem Bach vergleichen, der, wie Sie feststellen, in seiner festgelegten Richtung fließt. Wenn Sie die Richtung ändern möchten, müssen Sie behutsam mit kleinen Spatenstichen beginnen, um die neue Richtung zu bestimmen. Haben Sie Geduld und Ausdauer bei diesem Bemühen, der Bach wird Ihnen schließlich folgen.

Der Punkt der Sammlung, das Ziel aller Yogatechniken, wird schließlich Wirklichkeit werden.

Hatha-Yoga und Ihre Gesundheit

Ein in Maßen ausgeübter Sport ist zweifellos gesund. Hatha-Yoga ist gesünder. Alles hängt davon ab, in welcher Form wir unserem Körper Energie zuführen. In Sport oder auch Gymnastik ist die Aufnahme der Energie meist unbewußt, im Hatha-Yoga beginnen wir sie bewußt zu fühlen und zu lenken.

Das Üben des Hatha-Yogas führt zu geistig-körperlicher Gesundheit und macht den Übenden reifer, um sich später dem Raja-Yoga (höhere klassische Konzentrations- und Meditationsmethoden) nähern zu können.

Über die Körperübungen (Asanas) und die atemkontrollierenden Übungen (Pranayamas) des Hatha-Yogas soll aber mehr als nur eine «Körperpflege» höchsten Niveaus erreicht werden. Das Wort Hatha besteht aus den zwei Silben «Ha» und «Tha». «Ha» bedeutet *Mond* und bezieht sich auf den psychischen Energiestrom Ida, der die linke Körperhälfte des Menschen beeinflusst. «Tha» wiederum bedeutet *Sonne* und bezieht sich auf den psychischen Energiestrom Pingala, der die rechte Körperhälfte des Menschen beeinflußt. Diese psychischen Strömungen, Ida und Pingala, werden über Atem- und Körperübungen angeregt und gereinigt, und Prana (Lebensenergie) beginnt in ihnen zu fließen.

Über diesen Reinigungsprozeß der inneren Nervenkanäle (Nadis) wird eine bestmögliche Gesundheit erzielt und vor allen Dingen die Empfänglichkeit und Sensibilität geschaffen, um Raja-Yoga üben zu können.

Hatha-Yoga wurde also nicht nur erschaffen, um gesund zu werden und zu bleiben, sondern vor allen Dingen als Schlüssel, um in die eigene Psyche vordringen zu können.

Wenn der Hatha-Yogi gelernt hat, seine Verstandeskräfte und die Lebensenergie zu konzentrieren, wird er tiefe Freude* empfinden. Das Ziel des Yogas besteht nicht primär im Heilen von Krankheiten, sondern die Heilergebnisse sind nur positive Begleitfaktoren der Yogapraktik. Wer jedoch mit Hilfe des Hatha-Yoga gesundet, sollte seine

* Hatha-Yoga Pradipika Kap. IV, 30: «Wenn Prana (Lebensenergie) und Manas (Verstandeskraft) eingezogen sind, entsteht eine unbeschreibliche Freude.»

Suche nach immer tiefer werdender Freude fortsetzen. Die Freude oder das Wonnegefühl wird dann zum eigentlichen Lehrer des Übenden. Und diese Freude soll hier nicht analysiert, sondern vertieft werden.

Es gibt heutzutage viele Ärzte, die den Yoga empfehlen, denn die Heilwirkungen der Asanas und Pranayamas sind unbestreitbar. Das beweisen viele wissenschaftliche Untersuchungsergebnisse aus Indien, Europa und Amerika. Viele, die dennoch diejenigen belächeln, die ernsthaft Yoga praktizieren, etwa in dem Sinne ‹allein der Glaube hilft›, zeigen einen Mangel an Unterscheidungskraft und beurteilen etwas, das sie nicht kennen. Sie haben sich bestimmt wenig darum gekümmert, die Yogalehre in ihrer Anwendungstechnik und ihrer tiefen philosophischen Aussage zu ergründen. Der bekannte Lama Anagarika Govinda sagt dazu:

«Alle Untersuchungen zeigen, daß Yoga weder mit
den Maßstäben der Anatomie oder der Physiologie,
welche auf der wissenschaftlichen Sektion und
Analyse beruhen, noch mit jener einer experimentellen
Psychologie gemessen werden kann.»

Wir Menschen brauchen dringend Ärzte. Besonders Ärzte, die uns als Mensch erkennen und entsprechend behandeln.

In der Yogalehre steht der Mensch im Mittelpunkt. Dem Menschen wird nahegelegt, es als Pflicht anzusehen, seinen Körper und Atem über Yoga tagtäglich zu kontrollieren, damit sein Geist sich frei und unbelastet konzentrieren kann. Häufig hört man, daß Menschen, die physisch viel auszuhalten haben, zuweilen hohe Konzentrationsfähigkeiten aufweisen. Das ist vollkommen richtig. Diese Menschen setzen sich tagtäglich mit ihrem notleidenden Körper auseinander, und wenn sie genügend Willenskraft haben, erhebt sich jene über die Schmerzen des Körpers hinaus. Es gibt physisch Notleidende, die sich derart auf einen Aufgabenbereich konzentrieren können, daß die Schmerzen sich erst wieder bemerkbar machen, wenn sie ihre Aufmerksamkeit auf für sie unwichtige Angelegenheiten lenken. Ein wirklich gesunder Körper ist und bleibt eine große Erleichterung auf dem Wege zur Konzentration.

Wer gesund sein möchte, sollte sich nicht mit negativen Gedanken «vollpumpen», denn das macht ihn empfänglicher für Krankheiten physischer und psychischer Art. Menschen, die dauernd von Krankheiten sprechen, werden schließlich wirklich krank. Eine der stärksten Kräfte des menschlichen Geistes heißt Bhavana-Shakti. Sie ist die Vorstellungskraft, die viele Menschen, oft in bezug auf Krankheiten, negativ anwenden.

Die indischen Weisen bezeichnen die Identifizierung mit dem eigenen sterblichen Körper als eine der größten Täuschungen der Menschheit. So hat z. B. das dauernde sich Zuflüstern von «Ich bin krank», und «Ich, nur ich leide», oder «Niemand kann mir helfen», nur negative Folgen. Diese totale Identifizierung mit dem eigenen Körper zieht buchstäblich körperliche und psychische Leiden an und hält sie fest.

Die Essenz der Veden (d. h. der eigentliche Wesensgehalt der altindischen Yogaschriften) lautet:

«Der Mensch ist nicht nur der Körper!»

Wenn der Meditierende erlebt, wie sein Bewußtsein sich ausweitet, wird er die Vorstellung, sich mit seinem Körper zu identifizieren, aufgeben.

Wenn Jesus Christus sagt:
«Wenn dein Auge einfältig ist,
wird dein ganzer Leib Licht sein»,

so wird auch hier verständlich, daß es eine Bewußtseinserweiterung hin zu einem Lichtleib geben muß.

Der Mensch sollte seine positive Vorstellungskraft einsetzen! Im Yogasinne sind Krankheiten, die den Körper bewohnen, ungebetene Gäste. Werfen Sie sie hinaus! Üben Sie Bhavana-Shakti! Setzen Sie also positive Imaginationen entgegen!

Üben Sie wie folgt:

«Ich bewohne diesen Körper hier, aber ich dulde
keine ungebetenen Gäste in Form von Krankheiten,
denn ich bin Sat-Chit-Ananda!
(Daseins-Bewußtseins-Seligkeit.)
Ich bin unzerstörbares Bewußtsein!»
oder:
«Ich bin unteilbare Freude und reines Bewußtsein
(Brahman).
Ich bin Brahman!»
oder:
«Ich bin Atman, das wahre Selbst.
Unbefleckte Glückseligkeit!»

Das sind nicht nur Autosuggestionen, sondern wahre Bewußtseinszustände, die der Yoga lehrt.

Auch wenn diese Beispiele weit entfernt von Ihrer eigenen Betrachtungsweise sind, wenden Sie Bhavana-Shakti an! Setzen Sie energiesprühende, positive Vorstellungen entgegen! Auch in der Sprache Ihres Herzens werden sie arbeiten und den ungebetenen Gast Krankheit mental vertreiben.

Verstehen Sie mich richtig. Erinnern Sie sich nicht nur an Ihre Kraft der gefühlvollen Imagination, *sondern wenden Sie sie an!*

Über die Heilwirkungen

Viele Bücher ließen sich mit den Heilwirkungen der Asanas und Pranayamas füllen. Die wesentlichsten Wirkungen möchte ich hervorheben:

○ Die Pranayamas, in ihrer Eigenschaft der Atemregelung, regulieren die Aktionen von *Herz, Lunge und Gehirn.* Die Atemfrequenz wird vermindert; tiefes und langsames Atmen führt zu einer Lebensverlängerung.

○ Die Körperübungen (Asanas) bewirken eine *äußere und innere Massage aller Organe.* Jede Stellung beeinflußt ein gewisses Organsystem durch vermehrte Durchblutung und Sauerstoffzufuhr.

○ Die Hatha-Yoga Asanas stärken die gesamte *Wirbelsäule.* Etwaige Disharmonien in den einzelnen Wirbelkörpern können so beseitigt werden. Eine gesunde Wirbelsäule wird Ihr Zentralnervensystem stärken. Wirbelsäule und Gehirn bilden bekanntlich das Zentral-Nervensystem. Von der Wirbelsäule strahlen die Nervenkräfte bis hin zu den Organen und kleinsten Zellen. Die Entwicklung einer starken Wirbelsäule bringt die Entwicklung physisch-psychischer Kräfte.

○ Durch Körper-, und vor allen Dingen Atemübungen, wird über die vermehrte Sauerstoffzufuhr das *Blut gereinigt.* Somit wird die Qualität des Blutes verbessert.

○ Nach der Yogalehre hat jede Krankheit seelische Ursachen. Ein Organ wird krank, wenn die erforderliche Pranazufuhr, die eine Funktionsfähigkeit versprechen würde, gestört ist. Über Pranayamas und Asanas wird dem Gesamtkörper diese Geistessenz Prana, die eine *Ausbalancierung der pranischen Energien* im physischen Körper herbeiführt, vermittelt.

○ Durch ziehende, bzw. leicht spannende Bewegungsabläufe in den Körperübungen bleiben die *Muskeln elastisch und gesund*. Das Pflegen-, Durchbluten- und bewußt Kontrollierenkönnen der Muskeln wird in der Entspannungsmethode der motorischen Nerven gelehrt.

○ Alle umgekehrten Stellungen (z. B. Kerze und Kopfstand) regen die *Blutzirkulation des Gehirns* an.

Die endokrinen Drüsen, die lebenswichtige Hormone absondern und *Stoffwechselvorgänge* steuern, werden reguliert. Die Kerze (Sarvangasana) ist z. B. eine ausgezeichnete Übung, um das Drüsensystem gesund zu erhalten.

○ Besonders wirkungsvoll sind Asanas mit einer heilwirkenden Massage zu den Bauchorganen hin, um für gute *Entschlackung und Anregung der Darmperistaltik* zu sorgen.

Bei fast allen in diesem Buch angegebenen Körper- und Atemübungen werden auch die entsprechenden Heilwirkungen angegeben. Ich sehe meine Aufgabe als Yogalehrer nicht darin, bei jeder Übung zu definieren, wie es zu diesem oder jenem Heileffekt kommen kann. Man soll die betreffende Übung, die diese Wirkung hervorbringen kann, wie ein Medikament betrachten. Dem einen hilft das Medikament, dem anderen nicht. Der eine mag seine leichten Kopfschmerzen verlieren; der andere hat mit derselben Übung wenig Erfolg. Das Symptom «Kopfschmerzen» mag auf beide zutreffen. Der eine hat aber Kopfschmerzen, die durch einen entzündeten Weisheitszahn ausgelöst wurden, der andere als Nachwirkung einer Überarbeitung. Wenn nun beide dieselbe Übung praktizieren (um die Kopfschmerzen zu beseitigen), können sie nicht dasselbe Resultat erwarten.

Wenn Sie z. B. leichte Halsschmerzen haben, so suchen Sie eine geeignete Übung, um sie zu beseitigen. Verspüren Sie bei der betreffenden Übung keine Linderung, probieren Sie eine andere aus.

Dieser Heilungs- und Linderungsprozeß durch Asanas und Pranayamas sollte jedoch nicht falsch verstanden werden. Nur leichte Schmerzen, die sich vernehmbar ankünden, dürfen in diesem Stadium ihrer Vorbereitung förmlich wegpraktiziert werden.

Im Falle eines akuten Krankheitszustandes jedoch (z. B. starke Halsschmerzen, akute grippale Infektion, Migräne) sollte die Yogapraktik nicht angewandt werden oder nur nach speziellen Anweisungen eines Lehrers.

In der Rekonvaleszenz dann wird der Yoga wieder aufgenommen, um die Genesung zu beschleunigen.

Ich weise an dieser Stelle darauf hin, daß ich in diesem Buch starke, gesundheitsfördernde und ungefährliche Übungen vorstelle. Der gesunde Yogaübende wird mit der Zeit seine individuellen Lieblingsasanas und Pranayamas finden. Yogainteressierte, kranke Menschen, z. B. mit schweren Herz- oder Lebererkrankungen, sollten unbedingt einen Arzt oder fachkundigen Yogalehrer aufsuchen, ehe sie mit Yogaübungen beginnen. Einzelunterricht mit einem speziellen Übungsaufbau wäre hier zu empfehlen. Die Übungsanweisungen müssen bei den Asanas und Pranayamas ganz genau befolgt werden.

Übertreibung in jeder Form kann gesundheitliche Schäden anrichten, sei es beim Sport, Gymnastik oder gar beim Yoga! Die Hatha-Yoga Pradipika warnt davor, Pranayamas zu heftig, ohne Feingefühl und ohne stufenweise Entwicklung zu praktizieren. Sie vergleicht die Kontrolle in den Pranayamas mit der Kontrolle von Löwen, Elefanten und Tigern. Diese wilden Tiere können nur gezähmt werden, wenn man die richtigen Methoden kennt und sie behutsam, geduldig und ausdauernd anwendet.

Atmen ist Leben

Wohl dem, der das natürliche Atmen noch nicht verlernt hat! In Volks-hochschul-Kursen stehe ich jährlich mehr als 500 Anfängern gegen-über. Es ist ohne Übertreibung erschreckend, was einem da an At-mungsfehlern «entgegenschreit». Es gibt viele Menschen, junge und alte, die mit einer nervösen Kurzatmung leben. Man zieht den Atem, nein, man «schnappt» ihn zeitweise ein, und dann atmet man ihn, nein, man «stößt» ihn – zuweilen notgedrungen – aus, und das Minuten, Stunden, vielleicht den ganzen Tag. Wie gut, wenn man sich dann nachts in den Tiefschlaf retten kann, wo man automatisch von der Kurzatmung wegkommt und plötzlich eine natürliche Bauchatmung hat. Diese natürliche Bauchatmung kann man bei Säuglingen beobach-ten, und auch bei Katzen, die sich, ausgestreckt am Boden liegend, in der sichtbaren Bauchatmung regenerieren.

Es besteht eine grenzenlose Beziehungslosigkeit zur eigenen Atmung. Atmen ist Leben! Unser Lebensrhythmus kann friedvoll, freudvoll, aber auch hektisch und unkontrolliert sein. Die Kontrolle der Atmung wird uns befähigen, auch zu einem besseren Lebensrhythmus zu kom-men. Und dieser Rhythmus kann uns durch nichts genommen werden, wenn wir das Instrument Atmung beherrschen!

Es gibt viele hochintelligente Menschen mit einem respektablen Wis-sen und mit ausgeprägten Fähigkeiten in den verschiedensten Berei-chen des Lebens. Wenn ich sie frage: «Bitte versuchen Sie mal ganz langsam ein- und auszuatmen», gelingt das den meisten nicht. Dabei erwarte ich keineswegs bereits eine perfektionierte Ein- und Ausat-mung, wie sie der Yoga lehrt. Ich will nur wissen, wie die langsame Ein-und Ausatmung verläuft. Dieses langsame Ein- und Ausatmen gelingt bei vielen nicht, weil sie zum eigenen Atem eine schlechte Beziehung haben.

Versuchen Sie, sowohl den Vorgang der Einatmung als auch den der Ausatmung fühlbar bewußt zu erfahren und zu gestalten, also sich mit ihm zu identifizieren. Lenken Sie also die Aufmerksamkeit bewußt auf dieses langsame Einatmen, und erleben Sie, wie der Atem in Sie hineinströmt, dann atmen Sie langsam und erleben, was sich da vollzieht.

Die Verbindung zum Atem muß wieder neu belebt werden. Der bewußte Atem hilft nicht nur die lebensnotwendige Sauerstoffzufuhr zu verbessern, sondern er kann besonders auch im alltäglichen Bereich ihnen helfen, konzentriert, ruhig und geistig aufnahmebereit zu bleiben oder zu werden.

Schauspieler und Sänger arbeiten mit Atemtechniken. Wie können sonst Schauspieler einen Riesensatz ohne Atemunterbrechung sprechen oder Sänger eine lange Strophe in einem Atemzug schaffen? Natürlich befassen sich die Angehörigen dieser Berufe mit bewußter Atmung. Genauer gesagt, sie setzen die Bauchatmung ein. Das ist der erste Schritt, um den Atem zu vertiefen, um Atemkapazität zu erreichen. Jeder Mensch wäre gut beraten, sich mit dem eigenen Atem anzufreunden. Also erst einmal Bauchatmen lernen, um dann den Atem in seiner Vollständigkeit auszuweiten.

Das Problem der Kurzatmung ist schon alt. Früher lastete man die Kurzatmigkeit bei Frauen dem Korsett an. Durch dieses unnatürliche Zuschnüren wurde dem Zwerchfellmuskel die Bewegungsfähigkeit genommen, und eine natürliche Bauchatmung konnte sich nicht entwickeln. Für die Männer hieß es beim Militär: Brust raus – Bauch rein! Dies führte natürlich auch zur Unterdrückung natürlichen Bauchatmens; beides sind Beispiele dafür, wie man die Bauchatmung geradezu verlernen kann.

Heutzutage wird uns die Kurzatmung durch die Art und Weise, wie wir am Leben teilnehmen, förmlich aufgezwungen. Der Mensch unserer Zeit wird viel zu schnell durch den ungesunden Rhythmus eines unruhigen Lebens absorbiert. Dieser Arrhythmus hindert uns daran, unsere Gesundheit zu erhalten und lenkt uns auch allmählich weg von einer natürlichen Atmung, hin zu einer unnatürlichen schädlichen Kurzatmung. Kurzatmung ist das Resultat einer andauernden psychischen und/oder physischen Belastung.

Der Gefährdung, seinen gesunden Lebensrhythmus zu verlieren, ist ein jeder ausgesetzt, der Student auf Grund übermäßiger Anforderungen, das Lernziel zu erreichen, der Selbständige, der sich im Konkurrenzkampf verausgabt, der Angestellte, der Angst um seinen Arbeitsplatz hat und sich deshalb zuviel Arbeit auflädt, die Hausfrau, die nach familiären Auseinandersetzungen am Ende ihrer Kraft angelangt ist. Andauernde Angst, Ärger, Wut und Nervosität kann aus einem natürlich atmenden Menschen einen kränklichen Kurzatmer machen.

In ländlichen oder ruhigen Gegenden, sei es nun in Indien oder irgendwo hier im Westen, wo man noch ein gewisses Verhältnis zur

Natur pflegt, dort, wo die Menschen nicht ganz so stark unter Leistungsdruck stehen, wo man nicht allzu viele Verpflichtungen hat und Wünsche hegt, sondern nur in Einfachheit lebt, dort gibt es noch genügend Leute, die mit ihrer atmosphärischen Landschaft atmen, in der sie leben, Leute, die, ohne viel von Atemtechnik zu wissen, in der Bauchatmung ruhig ein- und ausatmen können.

Wer kann sich schon die Gegend auswählen, wo er von Herzen gerne leben möchte? Deshalb möchte ich festhalten, daß jeder eine Verpflichtung seinem Körper, seinem Atem gegenüber hat, nämlich in Einklang, Harmonie und ausbalanciert mit ihm wie mit dem besten Freund zu leben. Ein ruhiges Leben in der Natur ist eine Sache, die den Atem positiv beeinflußt und damit auch uns selber. Das heißt aber nicht, daß der Großstadtmensch passiv dazu verurteilt wäre, unnatürlich kurz zu atmen. Er muß nur mehr aufpassen, mehr auf der Hut sein und darf sich nicht von dem Großstadtrhythmus versklaven lassen.

Lernen Sie bewußt richtig atmen! Lernen Sie, über Yoga zu erkennen, daß man über Atemkontrolle (Pranayamas) alles erreichen kann.

Freude, Kummer, Ärger, Angst, Wut oder Nervosität, eine Stimmung folgt abrupt der nächsten. Der eine Rhythmus löst den anderen ab. Lernen Sie, die Atmung zu zügeln, den Atem zu beruhigen. Die Atemberuhigung führt zu Ihrer Ruhebasis. In der Ruhebasis erkennen Sie Ihren individuellen Rhythmus. Wenn eine Welle, ausgelöst durch Nervosität oder Angst, aufsteigt, heißt es, ihr mit Hilfe von Atemübungen entgegenzutreten, mit dem Ziel, sie zu bezwingen. Haben Sie Geduld und Ausdauer beim Erlernen von Atemtechniken. Nur der mit Ausdauer Übende wird erkennen, daß ich ihm nicht zuviel versprochen habe.

Der Yoga lehrt, daß eine enge Verwandtschaft zwischen Atmung und emotionalen Bewußtseinszuständen besteht. In diesem Buch wird Hatha-Yoga gelehrt. Sie lernen, richtig zu atmen und können über einfache Asanas und Pranayamas eine Brücke zum Raja-Yoga bauen. Raja-Yoga befaßt sich mit Hilfe von hohen Pranayama-Techniken mehr mit der Kontrolle der Gedanken und der *Mind*. Mind ist zwar ein englisches Wort, aber ich muß es zu Hilfe nehmen, da es sich nur unvollkommen durch das deutsche Wort «Geist» ersetzen läßt. Das englische Wort Mind bezeichnet den momentanen Bewußtseinszustand, in dem sich der Mensch befindet:

Er fühlt sich wohl — Er fühlt sich nicht wohl
Er ist traurig — Er ist nicht traurig

33

Mind ist aber auch der unsichtbare Kampf, der tagtäglich in jedem Menschen abläuft:

War das richtig? – Oder gar falsch?

War ich gut? – Oder schlecht?

Ich hätte es tun sollen – Ich hätte es nicht tun sollen

Wir Menschen fällen viele Entscheidungen, obwohl wir innerlich ganz anderer Meinung sind.

Ich habe Hunger und möchte ordentlich essen, obwohl sich eine Stimme meldet: «Tu es nicht, denn du bist viel zu dick.»

Wir leben in einer Welt des Dualismus; Wo es ein Wenn gibt, gibt es auch ein Aber wo süß ist, ist auch sauer, wo Schönes ist, ist auch Häßliches. Dieser Dualismus, diese schreckliche Zweiheit, gibt es überall, sie reicht bis in die tiefe Beziehung zweier Liebender.

Der Yoga will kein leidvolles Analysieren; er will, daß man über ausdauernde Übung zur befreienden, freudvollen Selbstanalyse kommt.

Die Mind kann mit einer «elektrischen Strömung» im Menschen verglichen werden. Bewegt sie sich richtig, so fühlt der Mensch Freude. Bewegt sie sich falsch, kommt Leid.

Hat ein Mensch sich heute fest und ehrlich vorgenommen, irgendeine Sache nicht mehr zu tun, da er sich der negativen Auswirkung bewußt ist, und tut er es dennoch, so kann das unter dem Einfluß seiner Umwelt geschehen sein. Meist jedoch unterliegt der Mensch im Zweikampf mit sich selber, mit der eigenen Mind.

Die Mind ist ein Bündel voller Gewohnheiten, die in beeinflussender Weise in unserem Körper vorhanden sind. Gewohnheiten kann man ändern, auch dahingehend, daß sie Freude bringen.

All dieses steht in Zusammenhang mit dem Mysterium der Atmung. Lernen Sie daher richtig atmen! Setzen Sie allen schlechten Gewohnheiten die gute Gewohnheit, Yoga zu üben, entgegen. Die Gewohnheit, Yoga zu üben, wird ein immer stärkeres Bedürfnis werden, und alle schlechten Gewohnheiten werden ihre Kraft verlieren.

Durch regelmäßiges Üben der folgenden Asanas und Pranayamas werden Sie sowohl zu physischer Gesundheit finden, als auch annähernd die Kontrolle dieser Mind erreichen.

Deshalb, lernen Sie richtig atmen, Bauchatmung und Yogiatmung, und üben Sie besonders vorbereitende Pranayamas. Dann sind Sie gewappnet, in den Raja-Yoga vorzustoßen. Es lohnt sich!

Die Bauchatmung

Bei meiner letzten Yogarundreise durch Italien erlebte ich folgendes: Padre Gaetano, der in einem italienischen Bergdorf Gemeindepfarrer ist, ist einer meiner langjährigen Schüler. Er stellte mich Signora M. vor, einer etwa 35jährigen Frau, die einige Fragen auf dem Herzen hatte.

Sie erzählte mir, daß sie in den letzten Jahren an Schlaflosigkeit, Nervosität und unter einem schlechten Kreislauf leide. Schwierigkeiten in der Familie und im eigenen Geschäft hatten ihren Zustand dermaßen verschlimmert, daß sie weder ein noch aus wußte. Probleme, die sie früher lässig überwand, traten nun auf eine derart belastende Art und Weise an sie heran, daß es ihr unmöglich war, die Probleme überhaupt anzugehen.

Sie versicherte, ein Mensch zu sein, der kaum Probleme kannte. Im Gegenteil, Verwandte und Freunde bewunderten ihre vitale Freude am Leben. Doch nun war etwas in ihr Leben getreten, das sich ihrer Kontrolle entzog.

Und sie fügte hinzu:

«In allem, was in letzter Zeit an mir geschieht, habe ich irgendwie das Gefühl, daß ich falsch atme. Bei der kleinsten Aufregung macht mein Herz sich pochend bemerkbar, und ein umständliches Ringen nach Luft begleitet diesen Zustand. Ich habe nun von Padre Gaetano erfahren, daß die Yogalehre richtiges Atmen lehrt. Also bin ich bereit, ganz von vorne anzufangen, um die Grundregeln des Atmens zu lernen.»

Ich bat Signora M., sich entspannt auf eine Decke am Boden hinzulegen. Es dauerte eine Weile, bis sie wirklich entspannt und mit geschlossenen Augen dalag.

Ich sagte:

«Bitte atmen Sie langsam durch die Nase ein. Und zwar *nur* in den Bauch. Nur die Bauchdecke soll sich heben! Der Brustraum bleibt unbeweglich!»

Signora M. atmete zwar langsam und auch durch die Nase ein, aber der Bauch blieb unbeweglich – nur der Brustraum weitete sich.

Ich sagte:

«Die Hände über dem Bauchnabel falten, das «Bewußtsein», die Aufmerksamkeit ganz in den Bauch lenken. Nun atmen Sie ein! Nur in den Bauch einatmen!»

Doch wieder führte Signora M. nur eine umständliche, schwache Brustatmung aus.

Ich erzähle diese Begebenheit so ausführlich, da es hier um einen typischen Fall von Kurzatmung geht. Man hat das Gefühl für die Bauchatmung verloren, meint zwar, der eigene Bauch wird beatmet, aber in Wirklichkeit findet eine kümmerliche Beatmung des Brustraumes statt. Nun ergriff ich kurzerhand ein schweres Lexikon und legte es auf den Bauch der Signora M.

«Versuchen Sie jetzt, nur den Bauch zu beatmen. Das Lexikon soll sich beim Ein- und Ausatmen langsam hoch- und niederbewegen.» Jetzt kam zum erstenmal der Bauchraum in Bewegung und wölbte sich.

Ich war genauso glücklich wie Signora M., daß das Gefühl für die Bauchatmung zusehends stärker wurde.

Zwar trat ein schwerwiegender Fehler auf, den ich schon des öfteren bei Schülern gesehen habe, die plötzlich wieder zum natürlichen Bauchatmen kommen: sie atmete plötzlich umgekehrt! Das heißt, bei der Einatmung senkte sich fälschlicherweise die Bauchdecke, und bei der Ausatmung hob sie sich. Richtig ist natürlich, daß sich bei der Einatmung die Bauchdecke hebt und bei der Ausatmung senkt.

Signora M. kann heute eine perfekte Bauch- und Yogiatmung ausführen. Ihrer Meinung nach hat die Behebung der Atmungsfehler durch das Erlernen der Bauch- und Yogiatmung zur Folge, daß sich ihr sonst zu hoher Blutdruck normalisierte, sie wieder problemlos einschlafen kann und ihre nervösen Zustände verschwanden. Sie kann nun wieder mit vitaler Freude am Leben teilnehmen. Sie hat über diese Erfahrungen das Interesse gewonnen, ihren Yoga weiter zu vertiefen und meditieren zu lernen.

Es ist erstaunlich, wie viele Menschen nach dem Erlernen der Bauchatmung nicht nur gesunden, sondern auch allmählich zu einer alltäglichen Gefühlskontrolle kommen.

Angst-, Krampf-, und Nervositätszustände sind meist mit Kurzatmung verbunden. Im Zustand der Kurzatmung hebt und senkt sich der obere Teil des Brustkorbs schnell, hält der Mensch den Atem plötzlich und kurz; er hechelt unkontrolliert. Diese Kurzatmung vertieft in negativer Weise die Konzentration zum Ärger, zur Angst, zur Unruhe hin. Sagen Sie daher dieser Kurzatmung den Kampf an. Identifizieren Sie sich nicht mehr mit irgendeinem negativen Bewußtseinszustand, den die Kurzatmung in krasser Form ausweitet. Jeder Mensch fühlt eine kommende Unruhe oder Nervosität, die sich im Laufe des Alltags in ihm ankündigt. Dann sollte er sich ruhig hinsetzen und konzentriert mehrmals hintereinander die Bauchatmung ausführen, ein durchaus hilfreiches Mittel, um Nervosität oder andere negative Gefühle nicht zum Ausbruch kommen zu lassen.

Erinnern Sie sich bitte: Im Yoga soll der Atem vertieft und verlängert werden, und zwar in erster Linie durch richtiges Bauchatmen.

Der Mensch hat die Mittel in der Hand, entweder sich vom eigenen Atem versklaven zu lassen oder sich in bewußter Weise über ihn zu erheben. Wenn Sie sich für eine bewußte Atemkontrolle entscheiden, dann tragen Sie maßgeblich dazu bei, ein gesundes Leben führen zu können.

Die Ha-Ausatmung

Ehe wir zur Ausführung der Bauchatmung kommen, sollten wir uns fest einprägen, vor jeder Atemübung erst einmal konzentriert *auszuatmen*. Wenn wir gut und tief einatmen wollen, müssen wir vorher auch gut ausgeatmet sein, müssen wir die verbrauchte Luft bewußt aus unserem Körper und den Lungen herausgebracht haben.

Das gelingt, wenn Sie sich angewöhnen, behutsam, fast unhörbar, in kurzen Zeitabständen durch den Mund auf die Silbe ha ... ha ... ha ... auszuatmen. Das Gesicht ganz entspannt beginnen Sie, als ob Sie dem Lachen nahe sind, auf ha ... ha ... ha ... die Luft aus den Lungen zu entlassen, so lange, bis Sie fühlen, vollständig ausgeatmet zu sein. Übertreiben Sie nicht, bei diesem staccatoartigen Aushauchen auf ha ... ha ... ha ... Niemals so stark ansetzen, daß unnatürliche Atemgeräusche vom Kehlkopf oder Gaumensegel ausgehen oder womöglich ein Hustenreiz ausgelöst wird. Die Zunge ist entspannt, der Mund leicht geöffnet: ha ... ha ... ha ... Versuchen Sie, den Vokal -a- «rein» zu halten! Auch mit Hilfe des Buchstabens f ... f ... f ... kann eine allmähliche Ausatmung erzielt werden. Die Ha-Ausatmung kann jedoch, vom Reinigungseffekt her, als stärker betrachtet werden.

Wir sollten uns diese Ha-Ausatmung im Yoga zur Gewohnheit machen. Auch vor jeder einzelnen Körperübung (Asana) sollten wir richtig ausatmen, um dann in der betreffenden Stellung möglichst stark einatmen zu können. Nur so können wir die Asanas und die Pranayamas voll entwickeln. Wenn Sie als Anfänger im Yoga plötzlich Unruhe empfinden und den Konzentrationsfluß verlieren, vielleicht weil eine Übung Sie anstrengte oder Sie ihre individuelle Grenze überschritten haben, begehen Sie bitte nicht den Fehler, mit pochendem Herzen und unruhigem Atem weiter zu praktizieren. Jetzt sollten Sie erst einmal zur Ruhe kommen:

Begeben Sie sich in eine Entspannungshaltung, sei es im Sitzen oder Liegen, und atmen Sie mehrmals auf ha … ha … ha … aus. Kurze Pause. Dann setzen Sie nochmals im Staccato einen Ausatmungszug an.

Sie müssen und werden lernen, sich selbst während der Übungen zu beobachten. Wann immer Sie das Gefühl haben, diese oder jene Übung hat eine spürbare Aktivierung ausgelöst, so bedeutet das für Sie, daß Sie sie verarbeiten und/oder verwerten müssen. Also legen Sie sich bequem hin, oder wählen Sie eine Ihnen angenehme Sitzhaltung. Atmen Sie mehrmals auf ha … ha … ha … aus. Erst wenn Sie feststellen, daß Herz- und Atemrhythmus sich wieder normalisiert haben und spürbare Beruhigung eingetreten ist, fahren Sie mit dem Üben fort.

Achtung:

Gestalten Sie die Ha-Ausatmung immer natürlich, das heißt, daß Sie dieses Aushauchen so sanft hervorbringen, daß es akustisch nur von Ihnen wahrgenommen wird.

Heilwirkung:

Die Ha-Ausatmung führt eine schnellere Beruhigung des Herzens und der Atemorgane herbei. Sie hat beträchtlichen Anteil daran, daß der Übende Ruhe, Tiefenentspannung, Energie und Konzentration findet.

Die Ausführung der Bauchatmung

Bitte nehmen Sie meine Empfehlung ernst, die Bauchatmung auch im Alltag einzusetzen. Sie werden selbst erfahren, daß sie ein einfaches Mittel ist, um sich von unerwünschten Spannungszuständen zu befreien.

Interessant ist der physiologische Aspekt der Bauchatmung. Durch den Vorgang der Bauchatmung wird das Zwerchfell in Tätigkeit gesetzt. Das Zwerchfell ist, anatomisch gesehen, eine Muskelplatte zwischen Brust und Bauchhöhle. Wenn der Mensch nun in der Bauchatmung einatmet, übt der Zwerchfellmuskel einen Druck nach unten aus und beeinflußt die Magenorgane und die Leber; atmet er aus, schiebt sich das Zwerchfell nach oben und drückt an das Mediastinum. Das Mediastinum ist ein abgegrenzter Raum innerhalb des Brustkorbes, in dem sich Herz, Speiseröhre, Blutgefäße und Nerven befinden.

Durch diese Auf- und Abbewegung des Zwerchfellmuskels findet sozusagen eine innere Massage statt. Ständig werden Bauchorgane und Leber massiert, und auch der Kreislauf wird über das Mediastinum positiv beeinflußt.

Ausführung:

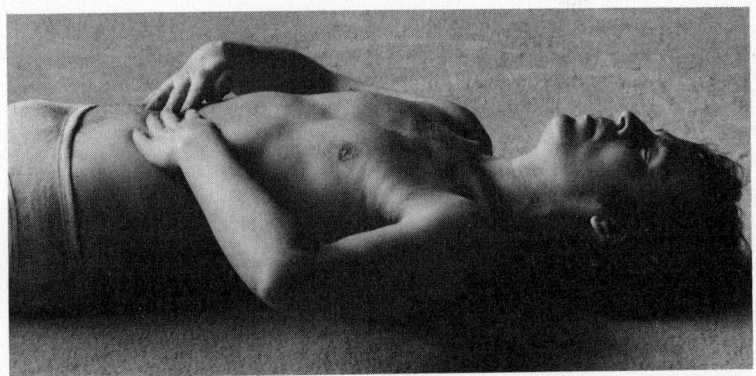

1) Legen Sie sich bequem und entspannt auf den Rücken. Bewegen Sie Kopf und Füße leicht hin und her, um zu prüfen, ob Sie auch wirklich entspannt liegen. Umfassen Sie mit den Händen die Bauchgegend so, daß sich die Fingerspitzen der Mittelfinger über dem Bauchnabel treffen.

2) Schließen Sie die Augen, und setzen Sie die Ha-Ausatmung an. Durch die Ha-Ausatmung wird die Bauchdecke eingezogen und einatmungsbereit gemacht.

3) Beginnen Sie jetzt langsam durch die Nase einzuatmen. Ziehen Sie den Atem nicht hektisch, abgehackt oder verkrampft durch die Nase ein, sondern allmählich und gleichmäßig. Sie müssen lernen, den eigenen Atem im hinteren Nasengang und Rachenraum als kühl streichelnd zu empfinden. Dieses empfindsame Atemeinneh-

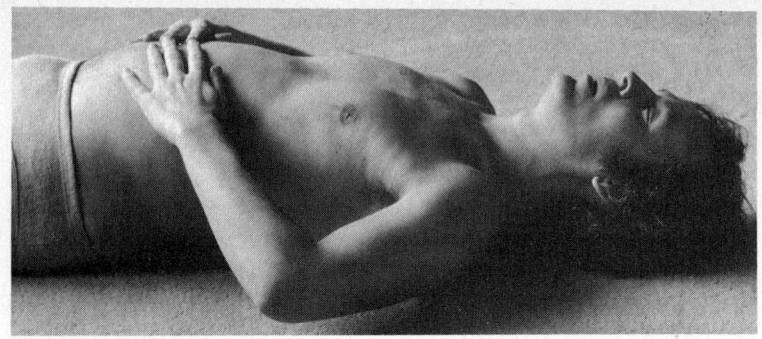

men durch die Nase ist der Anfang, um tief und voll den Bauch beatmen zu können.

Beim Einatmen hebt sich die Bauchdecke, und die Finger spreizen sich von selbst und bewegen sich zur Seite.

4) Halten Sie so den Atem 1 Sekunde fest.

5) Nun langsam durch die Nase ausatmen. Die Bauchdecke senkt sich, und die Fingerspitzen der Mittelfinger berühren sich wieder.

Bemerkung:

Üben Sie täglich die Bauchatmung, möglichst morgens und abends, 5- bis 7mal hintereinander. Werden Sie sicher in der Bauchatmung. Wenden Sie sie auch stehend oder sitzend an!

Die Kraft der Bewußtseinslenkung zum Bauchraum hin wird sich dann stärken; so entwickelt sich ein ganz natürliches, effektvolles Bauchatmen.

Heilwirkung:

Die Übung bringt Kontrolle über plötzlich auftretende gefühlsmäßige Verkrampfungen, wie z. B. Nervosität, Angst oder Unruhe.

Die regelmäßige Anwendung bewirkt eine positive Kreislaufbeeinflussung. Allgemeine Herzschwäche, Herzmuskelschwäche und hoher Blutdruck können durch die Bauchatmung gelindert werden.

Die Leber und die Bauchorgane werden massiert, die Verdauung angeregt, die Bauchmuskeln gestärkt, und der untere Teil der Lunge wird beatmet.

Die Brustatmung

Ausführung:

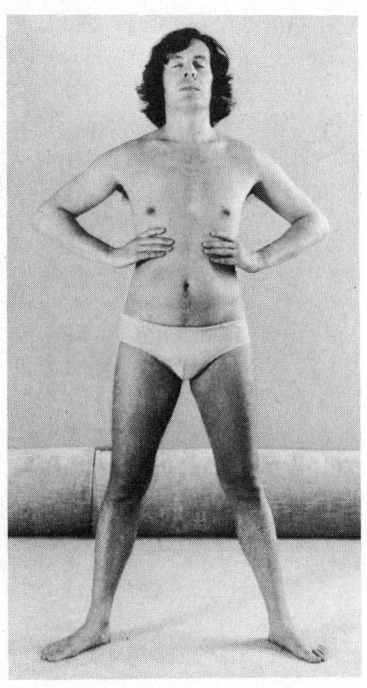 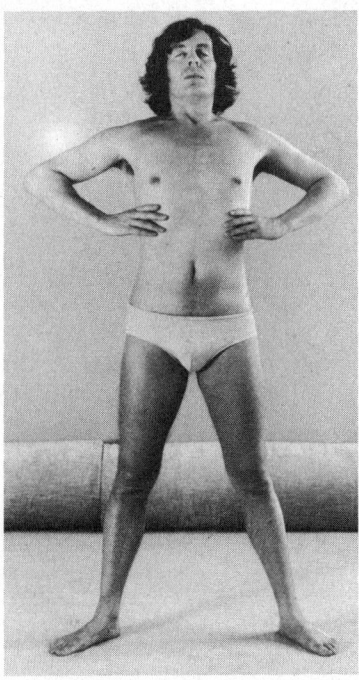

1) Legen Sie sich in die Rückenlage hin. Umfassen Sie mit den Händen die Rippen des unteren Brustkorbes.

2) Wenden Sie die Ha-Ausatmung an, und schließen Sie dabei die Augen.

3) Beginnen Sie jetzt langsam durch die Nase einzuatmen, direkt in den Brustkorb. Dies führt dazu, daß der Brustkorb sich allmählich weitet.

Achtung:

Versuchen Sie nur mit dem Brustkorb einzuatmen. Die Bauchatmung wird nicht eingesetzt. Lenken Sie Ihre ganze Aufmerksamkeit (das Bewußtsein) in den Brustkorb, und nirgendwo anders hin! Die Hände sollen kontrollierend feststellen, ob sich bei der Einatmung die Rippenzwischenräume (Intercostalräume) dehnen.

4) Halten Sie nun den Atem 1 Sekunde fest.

5) Langsam durch die Nase ausatmen. Der Brustkorb fällt wieder zusammen und verliert fühlbar an Volumen.

Bemerkung:

Lernen Sie, bewußt den Brustraum zu beatmen. Werden Sie nach und nach sicherer. Sie müssen die Brustkorberweiterung auch ohne Hilfe der Hände erfahren können.

Bauch- und Brustatmung haben Sie jetzt geübt. Was versteht man nun unter der oberen Atmung?

Mit der Bauchatmung wird der untere Teil und mit der Brustatmung der mittlere Teil der Lunge beatmet. Doch die Lungenspitzen reichen bis zu den oberen Thorax- oder Brustkorböffnungen. Mit der oberen Atmung erreicht man, daß die Lunge bis in die oberen Spitzen beatmet wird.

Die obere Atmung

Ausführung:

1) Legen Sie sich entspannt auf den Rücken, oder stellen Sie sich leicht nach vorne geneigt hin. Die Hände werden wie folgt aufgelegt: Daumen auf die Schultern und Zeigefinger auf die Schlüsselbeine. (Das Schlüsselbein ist der hervorstehende Knochen, der das Schulterblatt mit dem Brustbein verbindet.)

2) Schließen Sie die Augen, und wenden Sie die Ha-Ausatmung an.

3) Atmen Sie jetzt langsam durch die Nase ein. Lenken Sie Ihre Aufmerksamkeit auf den oberen Teil des Brustkorbes. Stellen Sie mit Daumen und Zeigefinger fest, wie Schultern und Schlüsselbeine sich anheben.

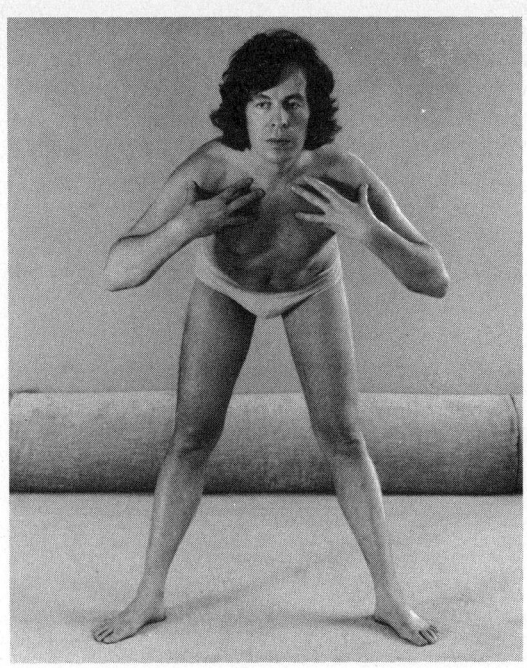

Achtung:

Versuchen Sie nur ganz nach oben einzuatmen. Lenken Sie Ihre Aufmerksamkeit auf den oberen Teil des Brustkorbes. Sie wollen bewußt die Lungenspitzen beatmen. Daran denken, einfach nur daran denken, dann ist der erste Schritt zur erfolgreichen oberen Atmung getan. Versuchen Sie, sich nicht zu verkrampfen!

Wohlgemerkt, durch den Einatmungsvorgang selbst werden die Schlüsselbeine und Schultern etwas angehoben. Nicht etwa durch bloßes Schulterheben!

4) Halten Sie nun 1 Sekunde den Atem fest.

5) Atmen Sie langsam durch die Nase aus. Allmählich senken sich dann die Schlüsselbeine und Schultern.

Die obere Atmung ist in der Ausführung und Bewußtmachung am schwierigsten. Bei den meisten Menschen wird gerade dieser obere Teil der Lunge dürftig beatmet.

Es genügt hier, wenn Sie einatmend feststellen, daß sich tatsächlich Schultern und Schlüsselbeine heben.

Haben Sie nun in der Ausführung der Bauch-, Brust- und oberen Atmung eine gewisse Sicherheit und Bewußtheit gewonnen und fühlen sich bei den Übungen wohl, können Sie mit der eigentlichen Yogiatmung beginnen.

Das Yogiatmung-Pranayama

Die Yogiatmung wird auch vollständige oder komplette Atmung genannt. Yogiatmung bedeutet: *Bauchatmung, Brustatmung* und *obere Atmung*.

Sie werden lernen, mit einem Atemzug den Bauchraum, den Brustraum und den oberen Teil des Brustkorbs zu beatmen. So kann man mit einem einzigen Atemzug erreichen, daß der untere, der mittlere und der obere Teil der Lunge bis zu den Lungenspitzen hin mit Sauerstoff versorgt wird. Dadurch werden die Atmungsorgane optimal gepflegt. Sie werden natürliche Atemkapazität entwickeln und lernen, eine schwach beatmete Lunge zu mehr Leistung und Sauerstoffeinnahme zu bringen. Die vermehrte Sauerstoffaufnahme wird deutlich zur Blutreinigung beitragen. Sie werden durch die vollständige Atmung das dickflüssige, dunkle, venöse Blut, das Ihren Kreislauf und eigentlich jedes Organ mit seinen Giftstoffen in Mitleidenschaft zieht, reinigen können. Der Verdauungsmechanismus wird korrekt arbeiten, wenn der dazu erforderliche Sauerstoff zur Verfügung steht.

Eine regelmäßig praktizierte Yogiatmung und die damit verbundene Blutreinigung führt zu einem Gefühl der Körperleichtigkeit und Frische. Die Yogiatmung ist ein einfaches, aber wirkungsvolles Pranayama. Durch Üben von Pranayamas speichert der physische Körper Sauerstoff und Prana. Die Yogis behaupten, daß der Sauerstoff- und Prana-Ausgleich über die Pranayamas der wichtigste Vorgang ist, um physische und psychische Gesundheit zu erlangen.

Da durch die Yogiatmung mit einem einzigen Atemzug der Bauch-, Brust- und obere Brustraum beatmet werden kann, müssen Sie den Atem richtig *einteilen*. Das Gefühl, mit dem Atem ökonomisch umgehen zu können, ist das Ergebnis von regelmäßigen Übungen in der Yogiatmung.

Yogiatmung beruht auf der «Harmonie der Einteilung». Zwischen der Bauch-, Brust- und oberen Atmung soll Harmonie entstehen. Erarbeiten Sie sich diese Harmonie, und erwarten Sie bitte keine Schnellresultate! Die Atemregelung über die Yogiatmung überträgt ihre Harmonie auf die Gesundheit und Psyche. Die Harmonie, die aus diesem Pranayama entsteht, wird nur dem zufallen, der sich erst in den Bauchraum, dann in den Brustraum und zuletzt in den oberen Brustraum mit Hilfe der Einatmung förmlich «einzuleben» vermag.

Lernen Sie sich kennen! Lernen Sie, nach sorgfältiger Ausatmung in der nachfolgenden Yogiatmung zu ergründen, wie es mit Ihrer Einatmungskapazität steht. Vielleicht haben Sie zuviel Luft in den Bauchraum gegeben und stellen fest, daß Ihr Atem nicht ausreicht, um nach oben weiter zu atmen. Verzagen Sie nicht! Teilen Sie den Atem entsprechend Ihrer Kapazität ein, die Sie allmählich erkennen werden und die sich durch das Üben von Pranayamas und Asanas fühlbar verbessern wird.

Es kann sein, daß die Einatmungsharmonie zwischen der Bauch- und Brustatmung zufriedenstellend verläuft, es jedoch mit der oberen Atmung nicht recht klappen will.

Verkrampfen Sie nicht! Lassen Sie ruhig einen Tag vergehen, und probieren Sie es von neuem! Und machen Sie nach jedem Einatmungsversuch eine kurze Pause, bevor Sie wiederholend fortfahren.

Wenn die obere Atmung einfach nicht gelingen will, dann geben Sie trotzdem nicht auf. Lenken Sie das Bewußtsein, die Aufmerksamkeit immer wieder zum oberen Teil des Brustkorbes. Es wird Ihnen bestimmt eines Tages gelingen, und Sie werden vergessen, welche Bemühungen erforderlich waren.

Ausführung:

1) Legen Sie sich entspannt auf den Rücken. Legen Sie die Hände neben den Hüften auf. Wenn Sie verkrampft daliegen, werden Sie kaum frei und gelöst einatmen können.

Also, bewegen Sie erst mal Kopf, Füße, Hände leicht hin und her, dann so still wie möglich liegenbleiben.

2) Atmen Sie zunächst auf ha ... ha ... ha ... aus, so daß sich die Bauchdecke senkt, dann langsam und allmählich durch die Nase einatmen. Lenken Sie bewußt den Atem zum Bauch. Versuchen Sie, sich in den Bauch «einzuleben». Innerlich 1, 2 zählen.

3) Atmen Sie weiter ein, und erleben Sie den Brustraum und seine Ausweitung. Innerlich 3, 4 zählen.

4) Atmen Sie weiter ein, und lenken Sie die Aufmerksamkeit zum oberen Teil des Brustkorbes. Fühlen Sie, wie sich Schlüsselbeine und Schultern leicht anheben. Innerlich 5, 6 zählen.

5) Halten Sie nun 1 Sekunde den Atem fest.

6) Atmen Sie langsam und allmählich durch die Nase aus.

Achtung:

Anfangs ist das Timing: Im ersten Monat 1 mal am Tag
1) 6 Zeiteinheiten beim Einatmen,
   1 Sekunde beim Atemanhalten,
   langsam ausatmen.
   5 mal hintereinander
Mit diesen Zeiteinheiten sind keine Sekunden gemeint, sondern langsames innerliches Zählen von 1 bis 6. Teilen Sie den Atem ein. Den meisten Atem benötigt die Brustatmung, den wenigsten die obere Atmung.

Bei regelmäßigem Üben kann man allmählich das Timing erhöhen:
Im zweiten Monat: 1 mal am Tag
2) 9 Zeiteinheiten beim Einatmen,
   2 Sekunden beim Atemanhalten,
   langsam ausatmen.
   5 mal hintereinander
Im dritten Monat: 1 mal am Tag
3) 12 Zeiteinheiten beim Einatmen,
   3 Sekunden beim Atemanhalten,
   langsam ausatmen.
   5 mal hintereinander

Im vierten Monat: 1mal am Tag
4) 15 Zeiteinheiten beim Einatmen,
   4 Sekunden beim Atemanhalten,
   langsam ausatmen.
   5mal hintereinander

Bei allen 4 Beispielen müssen Sie die Zeiteinheiten durch 3 teilen, um den richtigen Einatmungsrhythmus für Bauch, Brust und den oberen Brustraum zu erhalten. Das heißt für Übungsbeispiel 4 (15 Zeiteinheiten beim Einatmen): 5 Zeiteinheiten lang den Bauchraum beatmen, dann weitere 5 Zeiteinheiten für den Brustraum reservieren und abschließende 5 Zeiteinheiten für den oberen Brustraum. Dann 4 Sekunden den Atem anhalten, langsam ausatmen.

Wenn die Einatmungsharmonie in der Yogiatmung erreicht ist, können Sie sich den *Ausatmungsvorgang* mehr bewußt machen. Zu einer perfekten Yogiatmung gehört auch eine ebenso bewußte Ausatmung. Übrigens, wenn Sie richtig eingeatmet haben, werden Sie automatisch auch richtig ausatmen.
    Die richtige Ausatmung in der Yogiatmung erkennt man daran, daß sich zuerst die Bauchdecke bei der Ausatmung ein wenig senkt, dann der Brustkorb zusammenfällt und als letztes sich Schultern und Schlüsselbeine senken.
    Versuchen Sie diese Ausatmungsphasen bei sich selber genau nachzuvollziehen. Stellen Sie sich vor, daß beim Ausatmen alle verbrauchte Luft entweicht.

Achtung:

Bei schwachem Kreislauf, sei es hoher oder niederer Blutdruck, darf bei allen Übungsvariationen in der Yogiatmung der Atem *nur 1 Sekunde und nicht länger* angehalten werden. Erfahrungsgemäß kann sich der Kreislauf verbessern, wenn der Übende regelmäßig die reine Bauchatmung und die Yogiatmung in Verbindung mit den Körperübungen (Asanas) praktiziert. Tritt eine Verbesserung ein, so kann das Atemhalten allmählich gesteigert werden.

Übungsvariationen in der Yogiatmung

I. Variation: Das innere Gleichgewicht

Die Yogiatmung, wie alle Pranayamas, haben Tiefenwirkung. Fühlen Sie eines Tages, daß Ihr – wollen wir einmal sagen – seelisches Gleichgewicht gestört ist, machen Sie doch einmal die Probe aufs Exempel.

Ausführung:

1) Legen Sie sich hin. Möglichst in einem gut gelüfteten, ruhigen Raum – und allein! Versuchen Sie im Rhythmus die Bauch-, Brust- und obere Atmung – 2 Sekunden den Atem anhalten – langsam ausatmen. Wiederholen Sie das bis 7mal. Was Sie aus dem Gleichgewicht warf, ist sekundär. Sie sollten jetzt nur versuchen, sich mit Hingabe in diese Wellenbewegung der Yogiatmung einzuleben. Sie lösen diese gleichmäßige, harmonisierende Wellenbewegung aus, indem Sie einatmend bis in den Bauch gehen, die Welle hebt sich in den Brustraum, dann bis ganz nach oben hin.

Disharmonien werden in dieser stärker werdenden Wellenbewegung weggeatmet. Vorstellung verschafft Wirklichkeit. Probieren Sie es! Die Atmung ist ein Instrument. Wer das Instrument richtig handhaben kann, wird Mißtöne vermeiden können.

II. Variation: Die Yogiatmung als Kreislaufpflege

Die Yogiatmung ist eine phantastische Sache, um den Kreislauf zu pflegen. Ich habe genügend Schüler, die über exaktes Yogiatmen ihren Kreislauf verbessern konnten. Sei es hoher oder niedriger Blutdruck, der Kreislauf wird aus dem Rhythmus der Bauch-, Brust- und oberen Atmung profitieren. Üben Sie langsam und gefühlvoll. Wenden Sie ihre Imaginationskraft (Bhavana) an, die, mit der Yogiatmung ‹verknüpft›, ein Balsam für Ihren Kreislauf sein wird.
Jetzt noch einige Yogiatmungen, die stehend praktiziert werden.

Ausführung:

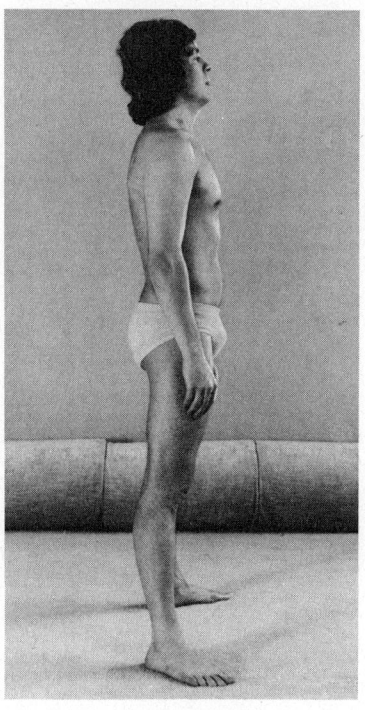

1) Stehen Sie gelockert da. Lassen Sie die Arme entspannt herunterhängen, und lehnen Sie die Hände mit Handflächen nach innen an die Beine. Setzen Sie die Füße auseinander auf.

2) Setzen Sie erst mal die Ha-Ausatmung ein. Darauf atmen Sie langsam in den Bauchraum ein und heben gleichzeitig die gestreckten Arme seitlich an.

3) Atmen Sie weiter ein, und heben Sie die Arme höher. Wenn die Arme etwa die Schulterhöhe erreichen, muß die Brustatmung beendet sein.

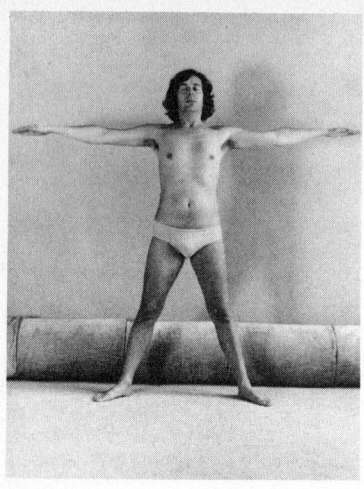

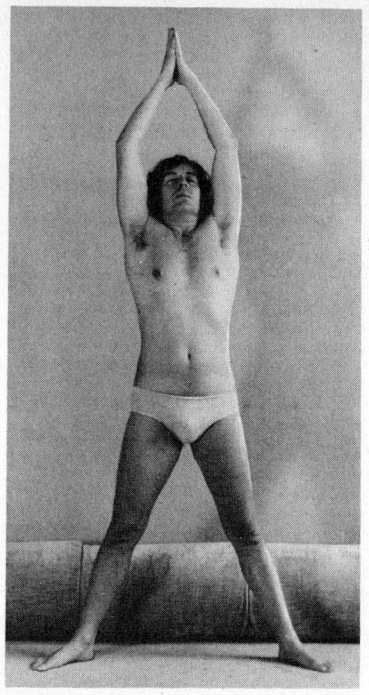

4) Atmen Sie feinfühlend weiter ein. Heben Sie dabei die Arme höher und höher, bis sich die Handflächen treffen und die obere Atmung beendet ist.

5) Halten Sie nun 2 Sekunden den Atem an.

6) Atmen Sie langsam aus, und senken Sie gleichzeitig die Arme.

Wenn die Handflächen die Beine wieder berühren, müssen Sie ganz ausgeatmet sein.

Achtung:

Leben Sie sich in diese Kreisbewegung der Arme ein! Stellen Sie sich vor, wie sich die Yogiatmung in diesem Kreis nach oben vervollständigt.

Ausführung:

1) Halten Sie die Fäuste in Bauchnabelhöhe, wobei Sie die Ellbogen zur Seite richten.

2) Wenden Sie die Ha-Ausatmung an. Dann atmen Sie langsam in den Bauchraum ein und heben gleichzeitig die Fäuste.

3) Atmen Sie weiter ein, und heben Sie die Fäuste höher. Wenn die Fäuste in Brusthöhe sind, muß die Brustatmung beendet sein.

4) Atmen Sie weiter ein! Dabei heben Sie die Fäuste in Schlüsselbeinhöhe. Die obere Atmung vollzieht sich!

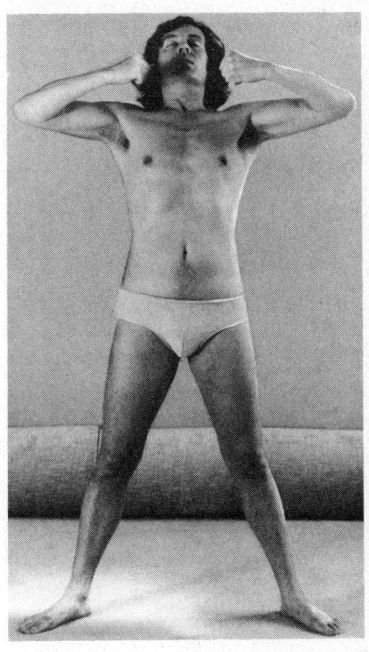

5) Halten Sie nun den Atem 2 Sekunden an, und vibrieren Sie gleichzeitig mit den Fäusten kraftvoll hin und her, wobei die Ellbogen mehr zur Seite schwenken. Nicht übertreiben!

6) Atmen Sie langsam und geräuschlos aus, und senken Sie die Fäuste wieder in Bauchnabelhöhe.

V. Variation: Die wärmende Yogiatmung

Ausführung:

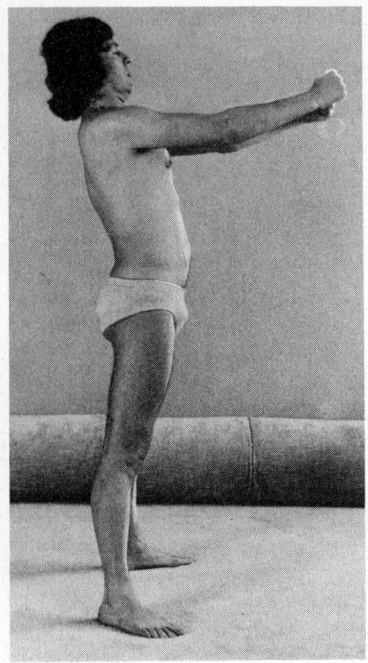

1) Praktizieren Sie genauso, wie es in der dynamischen Yogiatmung Variation IV, Phase 1 bis 4, erklärt wurde.

2) Statt Phase 5 stoßen Sie jetzt gleichzeitig die Fäuste mit gestreckten Armen nach vorn und wieder zurück zur Brust. (Bitte die Brust nicht berühren!)

3) Atmen Sie langsam aus, und senken Sie die Fäuste wieder auf Bauchnabelhöhe.

Bemerkung:

Der Blutkreislauf wird insbesondere durch diese Übung angeregt; es entwickelt sich ein Gefühl der Wärme.

Auch bei denjenigen, die schon langjährige Erfahrungen in der Yogiatmung haben, schleichen sich ganz unbemerkt Atmungsfehler ein. So ist es auch für sie ratsam, hin und wieder die Yogiatmung in den Vorbereitungsphasen zu üben.

Die Bauchatmung ist sowieso gesondert zu betrachten, da man sie leicht im Alltag einsetzen kann und üben sollte. Doch die Brust- und obere Atmung sollte zur Selbstkontrolle auch getrennt voneinander praktiziert werden, um etwaige Schwächen zu entdecken.

Heilwirkung:

Das psychische Gleichgewicht wird stabilisiert, und der Blutkreislauf wird angeregt. Man erhält und stärkt die vitale Lebensfrische. Hinzu kommen die gleichen Heilwirkungen, wie sie schon für die Bauchatmung angegeben wurden, nur in verstärkter Form: Vollständige Lungenpflege, Nervenberuhigung und Kreislaufpflege. Die Sauerstoffaufnahme nimmt drastisch zu, und die Prana-Aufnahme erhöht die psychische Einwirkung.

Die Nasenatmung

Im Hatha-Yoga wird bei fast allen Körper- und Atemübungen durch die Nase ein- und ausgeatmet. Der Raum der Nasenhöhle ist mit Schleimhaut überzogen, die von Drüsen ständig feucht gehalten wird. So wird die eingeatmete Luft erwärmt und von Staub und anderen Fremdkörpern gereinigt, bevor sie die Lunge erreicht.

Die Nasenatmung sollten Sie nicht nur nachdrücklich im Yoga, sondern bewußt immer dann anwenden, wenn Sie sich in umweltverschmutzter Luft oder in einem stickigem Raum befinden. Sie werden lernen, langsam und ganz verhalten durch die Nase ein- und ausatmen zu können. Durch die regelmäßige Praxis von Pranayamas verlieren Sie Ihren hektischen und unkontrollierten Atem. Allmählich werden Sie fähig sein, in schlechter Luft so wenig wie möglich ein- und auszuatmen und den Atem flach zu halten. Gerade in Städten, wo meist ein Mangel an reiner atmosphärischer Luft herrscht, sollte man sich wie selbstverständlich mit der Nasenatmung behelfen.

Menschen, die Schwierigkeiten haben, durch die Nase zu atmen, sind krankheitsanfälliger. Sie leiden unter einer rauhen, trockenen Kehle, haben häufig Durst und angegriffene Zähne. Gewohnheitsmäßige unbewußte Mundatmung ist häufig ein Zeichen wuchernder Polypen und geschwollener Mandeln. Bronchien und Lungen sind bei der Mundatmung ohne Abmilderung der Außentemperatur ausgesetzt und so anfälliger gegen Krankheiten.

Wir brauchen ein Zentrum

Die sieben psychischen Zentren (Chakren)

Der Mensch lenkt im Laufe eines Tages seine Konzentrationskräfte in Form von Gedanken, Wollen und Taten in viele Richtungen, positive und negative.

Am Abend eines aktionsreichen Tages zieht sich der Mensch in sein wohlverdientes Erholungszentrum, den Tiefschlaf, zurück. Solange er dieses Zentrum noch allabendlich natürlich erreicht, also Tiefschlaf findet, kann der Mensch große physische und psychische Belastungen ertragen. Ist der Tiefschlaf gestört, kann diese Disharmonie die tiefere Ursache von Krankheiten aller Art sein.

Im Yoga, so auch im Hatha-Yoga, beginnen Sie Ihre Konzentration zu einem Punkt hin zu sammeln. Das heißt, Sie müssen bewußt ein Zentrum schaffen. Die Nase muß wegen ihrer Filterfunktion bewußt und regelmäßig frei und rein gehalten werden. Auch bei hohen Atemtechniken, wo Nasenatmung vorgeschrieben ist, wird ein verstopfter, unreiner Nasengang die Wirkung stark beeinträchtigen. Das bewußte «durch die Nase atmen» muß erlernt werden. Jeder Yogapraktizierende muß feinfühlend, fast streichelnd, den Atem in der Nasenhöhle empfinden lernen. Denken Sie nicht nur an die Säuberung Ihrer Nase, wenn der Schnupfen Ihre Aufmerksamkeit auf sie lenkt. Beugen Sie Schnupfen vor, indem Sie die Nasengänge über Yogaübungen freihalten.

Beim Praktizieren von Körper- und Atemübungen sollte die Gesichtsmuskulatur vollkommen gelöst und entspannt bleiben. Eine verkrampfte Gesichtsmuskulatur zeigt innere Disharmonie an. Nur die Nasenflügel im Gesicht dürfen sich etwas bewegen.

Die Zentren der Konzentration im Yoga sind die *Chakras* (Räder). In den verschiedenen Techniken des Yogas werden auch verschiedene Zentren empfohlen, zu denen der Übende immer und immer wieder seine Aufmerksamkeit bewußt hinlenken soll, um in täglicher Yogabemühung die Konzentration dort mit Hingabe einmünden zu lassen. So kann die Kraft der inneren Sammlung in den Chakren erfahren werden.

Es gibt sieben psychische Zentren, von denen fünf in der Wirbelsäule und zwei im Gehirn, also im Zentralnervensystem, liegen. Es wäre naiv zu glauben, daß beim medizinisch-wissenschaftlichen Sezieren einer Wirbelsäule oder eines Gehirns diese psychischen Zentren bloßgelegt werden könnten. Nein, es sind Zentren, die in der *ätherischen Sphäre*, also in der *Lichtausstrahlung* eines Menschen, liegen.

Man findet nur Konzentration zu einem psychischen Zentrum hin, wenn man seine äußere Krafterscheinung, also seine lokale Lage in der Wirbelsäule und im Gehirn, kennt.

Die Wirbelsäule ist vergleichbar mit dem Stamm eines Baumes, der zu allen Ästen und Blättern hin Verbindung hat und sie trägt.

Die heute in der Medizin verbreitete Rückenmarksnahe-Anästhesie (z. B. Spinalanästhesie), arbeitet z. B. mit gezielten Injektionen in die Wirbelsäule, um in vielen Bereichen des Körpers die Schmerzempfindung auszuschalten.

Die Yogis behaupten nun, daß diese Chakren einen nervenphysiologischen Einfluß haben. Jedes Zentrum hat seinen Aktionsradius der Energiebewegung und -versorgung für den physischen Körper.

Wenn die eine Yogatechnik die Konzentration zum Steißbeinzentrum (Muladhara-Chakra), die andere aber die innere Sammlung im Herzzentrum (Anahata-Chakra) empfiehlt, so wird das seinen guten Grund haben, der in der Mentalität des Übenden und im Aufbau der Übung zu suchen ist.

Ajna-Chakra

Dem Anfänger möchte ich die direkte, bewußte Konzentration zum *Ajna-Chakra* hin empfehlen.

Dieses Zentrum wird von Hatha- und Raja-Yogis bevorzugt. In den alten Yogaschriften nimmt es den ersten Platz ein als «Das Zentrum der Zentren».

Das Wort Ajna heißt Befehl, Kommando. Ajna-Chakra liegt zwischen den Augenbrauen. Mit der Konzentrationssammlung auf Ajna-Chakra hin werden alle darunter liegenden Chakras mitaktiviert und mitentwickelt. Ajna-Chakra ist wie eine Mutter, die maßgeblich daran Anteil trägt, daß ihre Kinder, (die unterhalb liegenden Chakras) ihre volle Lebenskraft erhalten.

Man findet die Konzentration zu Ajna-Chakra, indem man die Aufmerksamkeit zwischen die Augenbrauen lenkt. Das eigentliche Zentrum jedoch liegt am Hinterkopf. Tasten Sie bitte Ihren Hinterkopf ab; Sie werden am untersten Ende einen kleinen Höcker mit Ihren Händen erfühlen.

Dort liegt die *Medulla Oblangata* (der das Rückenmark hirnwärts fortsetzende Teil des Zentralnervensystems), das Ajna-Chakra Zentrum des Yogas, auch der «Mund Gottes» genannt, wo die kosmische Energie den Eintritt in den physischen Körper findet. Wenn sich der Übende auf einen Punkt zwischen den Augenbrauen konzentriert, so hat er automatisch die Verbindung zu diesem Zentrum im Hinterkopf, ob er das nun bewußt wahrnimmt oder nicht.

Das wichtige *Vasomotoren*-Zentrum (Kreislaufregulationszentrum) in der Medulla Oblangata gehört zum Zentral-Nervensystem. Hier kann man über eine Impulsauslösung die Durchblutung der einzelnen Organsysteme beeinflussen. Würde man einen Hochleistungssportler nach einem Wettkampf mit einem kalten Wasserschwamm über den Nacken, im Bereich der Medulla Oblangata also, reiben, so wird durch diesen Reiz der Blutdruck sinken. Würde man mit einem Warmwasserschwamm reiben, wäre ein ansteigender Blutdruck meßbar.

Das Zentrum Ajna-Chakra hat, nervenphysiologisch gesehen, einen stark regulierenden und anregenden Einfluß sowohl auf die Hypophyse (Hirnanhangsdrüse) als auch auf die Epiphyse (Zirbeldrüse).

Die Hirnanhangsdrüse ist die wichtigste innersekretorische Drüse, da sie viele Hormone abgibt, die wiederum die Funktionsfähigkeit anderer Hormondrüsen steuern (z. B. die Keimdrüsen). Man kann ohne weiteres sagen, daß eine gesunde Hypophyse wichtig ist für die gesunde Tätigkeit der anderen endokrinen Drüsen. Für Yoga heißt das: Wer das Zentrum Ajna-Chakra aktiviert, wird gesunde Anregungen in den unteren psychischen Zentren auslösen.

Ajna-Chakra sollten Sie sich unbedingt einprägen. Ajna-Chakra ist das Zentrum, der Sitz der Willenskraft. Die «Mind» wird von diesem Zentrum kontrolliert. Ajna-Chakra hat viele Namen. Die wichtigsten sind: das Stirnbeinzentrum (Kutastha Caitanya), das geistige Auge, das dritte Auge, das mystische Auge, das einfältige Auge oder das Zentrum der Offenbarung im Raja-Yoga.

Beobachten Sie einmal einen Menschen beim tiefen Nachdenken. Meist hält er den Kopf in den Händen aufgestützt, die Finger in der Nähe der Augenbrauenmitte, also ganz nahe am Ajna-Chakra. (So wie die berühmte Skulptur «Le Penseur», [«Der Denker»] des französischen Bildhauers Rodin.)

Zieht man die Augenbrauen zusammen, so bildet sich im Bereich dieses wichtigen Zentrums die sogenannte Gedankenfalte. Gewiß sind das nur äußere, aber dennoch nicht unwichtige Anzeichen, daß dort etwas «zu sein scheint». Der 6. Sinn und die Begabung der Intuition offenbaren sich in der Kraft von Ajna-Chakra.

Versuchen Sie sich immer auf dieses Zentrum zu konzentrieren. Machen Sie sich dieses Zentrum bewußt! Ihre Konzentration muß dort fühlbar zu Hause sein, denn dort ist die Quelle der Konzentrationskraft. Wenn Sie sich dorthin konzentrieren können, lassen sich die Atmung und der Herzschlag beruhigen, und die pranischen Energiebewegungen, die über Pranayamas und Asanas ausgelöst werden, finden ihre richtige Verteilung im physischen Körper.

Es ist *immer richtig*, sich sammelnd ins Ajna-Chakra zu konzentrieren, sei es nach einer Körper- oder nach einer Atemübung. Krönen Sie dadurch Ihre Bemühung.

Wenn Sie während der Yogaübungen Unruhe empfinden, vielleicht Ihr Herz klopft, Ihr Atem unruhig geht oder Sie Gedanken peinigen, dann setzen Sie sich ruhig hin, mit gerader Kopf- und Wirbelsäulenhaltung, und gehen Sie konzentrationsmäßig ins Ajna-Chakra. Der Atem und das Herz werden allmählich ruhiger, und die unerwünschten Gedanken verschwinden. Alles ist aber abhängig von ständiger Übung! Haben Sie Geduld und Ausdauer!

Die Konzentration zu Ajna-Chakra ist gar nicht so schwer. Folgende Übung wird Ihnen zeigen, wie Sie dieses wichtige Zentrum ansprechen und sich bewußt machen können.

Ausführung:

1) Legen Sie sich entspannt auf den Rücken. Ganz locker. Zur Kontrolle bewegen Sie Kopf, Hände und Füße noch einmal leicht hin und her.

2) Versuchen Sie die Augen halb zu öffnen. Auch wenn es Ihnen anfangs schwerfällt, halten Sie die Augen sekundenlang halb geöffnet, und schließen Sie sie dann allmählich.

3) Führen Sie jetzt mit dem Zeigefinger, Ringfinger und Mittelfinger der rechten Hand kleine, nicht zu zaghafte Kreisbewegungen zwischen den Augenbrauen aus, kleine Kreise in beide Richtungen. Lenken Sie Ihre Aufmerk-

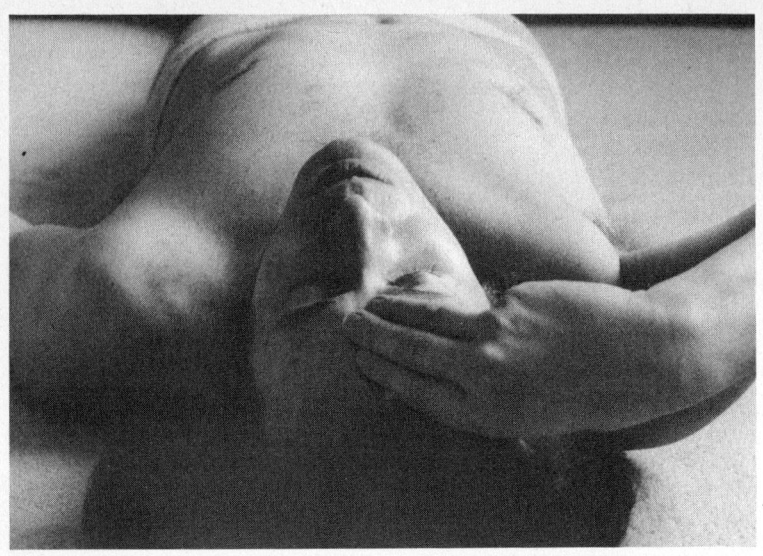

samkeit tief zu diesem Konzentrationsfeld zwischen den Augenbrauen hin.

4) Legen Sie jetzt die rechte Hand wieder entspannt neben sich. Bitte bleiben Sie konzentriert in der Augenbrauenmitte. Verlieren Sie Ihre Konzentration nicht! Vielleicht erfahren Sie ein angenehmes Druckgefühl, ein Wärmegefühl oder sogar ein Licht genau zwischen den Augenbrauen.

5) Wiederholen Sie diese massierenden Bewegungen 3- bis 5mal.

Bemerkung:

Wenden Sie das Mantra – OM – als «Lockruf» an, um dieses Zentrum – fühlbar zu machen. Flüstern Sie innerlich, ohne Lippen- und Zungenbewegung!

– OM – ist das Mantra von Ajna-Chakra. Es ist das Schlüsselwort, um dieses Zentrum bewußt zu machen. Wenn Sie OM … OM … OM … flüstern und gedanklich zwischen den Augenbrauen sind, wird die Konzentration vertieft.

«Die praktische Konzentration» ins Ajna-Chakra wird sich automatisch stärken. Lenken Sie immer und immer wieder die gedankliche Konzentration zwischen die Augenbrauen. Es wird Ihnen allmählich gelingen, wenn Sie versuchen, *die Augen halb geöffnet zu halten.*

So werden nämlich die physischen Augen genau mit diesem Ajna-Chakra oder geistigen Auge verbunden. Halbgeöffnete Augen beruhigen die Augäpfel und Lider. Sind diese ruhig, d. h., ist das kaum wahrnehmbare Vibrieren beseitigt, berühren Sie konzentrationsmäßig den Kraftpol, das Ajna-Chakra.

Eine tiefe, fühlbare Ruhe und Kraft entsteht, nicht sofort, doch die Willenskonzentration wird sich nach und nach mehr und mehr vertiefen!

Schielen Sie keinesfalls, um die Konzentration zwischen den Augenbrauen zu finden. Leider wird es so in einigen Büchern erklärt. Das Gegenteil ist richtig! Die physischen Augen sollen sich erholen und finden über dieses Halböffnen die richtige Entspannung. Das sekundenlange Halböffnen der Augen, verbunden mit einer gedanklichen Aufmerksamkeit auf den Punkt zwischen den Augen, wird Ajna-Chakra ansprechen. Das Bewußtsein wird Ihnen nach langer Übung folgen. Haben Sie Geduld!

Die halbgeöffneten Augen haben einen beruhigenden Einfluß. Sie ziehen die Trennlinie zwischen Wach- und Unterbewußtsein. Wenn Sie nach dieser Übung eine innerliche Beruhigung fühlen, bleiben Sie mit geschlossenen Augen eine Weile liegen. Genießen Sie!

Ich wünsche Ihnen, daß Ajna-Chakra Ihr Zentrum und Ihr «Zuhause» wird.

Die vollständige
Entspannungsmethode

Viele können das Wort Entspannung nicht mehr hören. Überall wird Entspannung angeboten. Viele Mittel und Methoden, wie z. B. Schaumbäder, Gesichtsmasken, Massagen und Sauna verkaufen sich bestens mit dem Werbeslogan: «Es ist ja so entspannend!» Die Suche des Menschen nach echter Entspannung ist dringlich und ernsthaft. Der Ruf des Körpers nach Entspannung drückt ein Bedürfnis aus, das von innen her kommt und das man nicht übersehen sollte. Sie sollten die Warnsignale des Körpers beachten und sich bewußt entspannen lernen.

Zweifellos sind die Anforderungen, die in unserer westlichen Zivilisation an viele Menschen gestellt werden, auf die Dauer dafür verantwortlich, daß Herz, Nerven und Muskeln frühzeitig verschleißen.

Viele Mittelchen und Methoden sind von kurzer und meist einseitiger Wirkung und können nur teilweise Entspannung bringen. Die *unbewußte* tiefe Entspannung findet im Schlaf statt, wenn die Lebensenergie automatisch von den Muskeln zurückgezogen wird. Solange der Mensch noch gesunden Schlaf findet, ist alles in Ordnung. Doch wenn er plötzlich «verlernt» hat, gesund zu schlafen, findet keine unbewußte Entspannung mehr statt. Der Leidenskreislauf beginnt, er greift zu Schlafmitteln, die auf Dauer gesehen sehr schädlich sind.

Sinnvoll ist es, eine Yogamethode zu erlernen, in der Sie lernen, sich *bewußt* zu entspannen. Bitte bedenken Sie aber auch an dieser Stelle, daß alle Yogaübungen, auch die scheinbar einfachen Entspannungsübungen, erst einmal erlernt und mit Ausdauer und Geduld praktiziert werden müssen, bevor das gewünschte Resultat eintritt.

Die vollständige Entspannungsmethode besteht aus drei Teilen:

○ Eine Wirbelsäulenausgleichs-Übung im Liegen. Mit dieser Übung werden Verspannungen und Disharmonien im *Wirbelkörpersystem* ausgeglichen.

○ Entspannung der *motorischen Nerven:*
    Hier lernen Sie, alle Muskeln in Gruppen zu entspannen, zu entkrampfen und zugleich zu pflegen. Auch die Muskeln haben eine Direktverbindung zum Gehirn, dem Zentralnervensystem. Eine

Verkrampfung im Muskelsystem kann ein Grund sein, weder Entspannung noch Wohlgefühl zu erreichen.
○ Entspannung der *sensorischen Nerven:*
   Die uralte Methode der Atembeobachtung.

Der Wirbelsäulenausgleich

Ausführung:

1) Legen Sie sich entspannt auf den Rücken, und legen Sie die Hände neben der Hüfte auf.

2) Atmen Sie jetzt langsam ein, und ziehen Sie die Knie hoch. Achten Sie darauf, das rechte Knie höher zu nehmen.

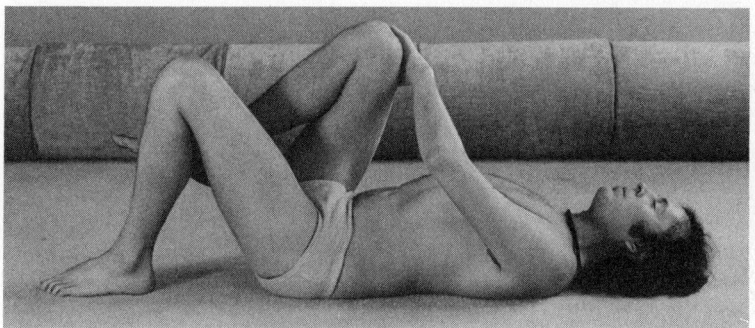

3) Gehen Sie ausatmend folgendermaßen in die Drehung: Drehen Sie langsam die Knie nach links zur Seite und Kopf und Oberkörper nach rechts. Halten Sie das rechte Knie etwas höher, damit Sie es mit der linken Hand in Bodennähe drücken können. Strecken Sie den rechten Arm gerade zur Seite weg.

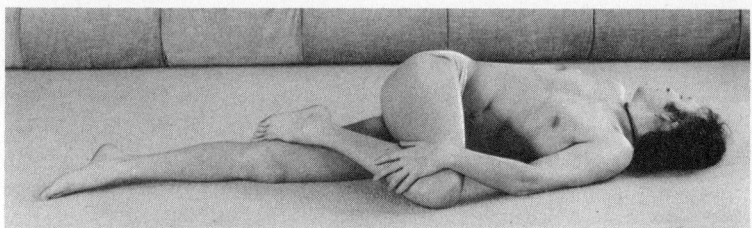

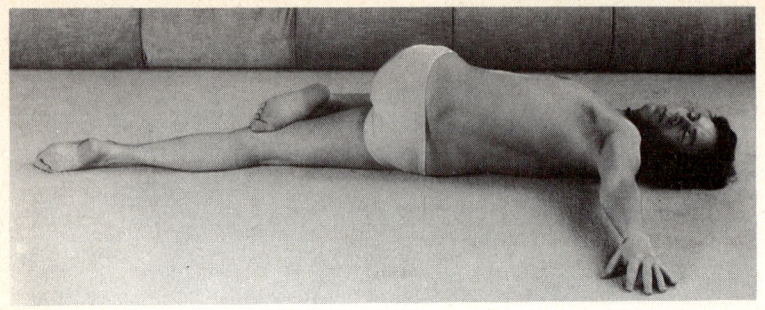

4) Führen Sie diese Übung nochmals aus, aber jetzt in die entge-
gengesetzten Richtungen.

5) Üben Sie 3mal die linke Drehung und 3mal die rechte.

Achtung:

Durch diese allmähliche Drehbewegung wird die Wirbelsäule positiv
beeinflußt, speziell in der Steißbein-, Kreuzbein- und Halswirbelge-
gend. Bitte, gehen Sie behutsam in die Drehung. Sie sollen Ihre individuelle Streckgrenze finden; die Übungen sollten Ihnen nur angenehme
Gefühle vermitteln. Tritt ein leichtes «Knacken» auf, so erschrecken Sie
bitte nicht. Das ist nur ein Zeichen dafür, daß eine Disharmonie in den
Wirbelkörpern beseitigt wurde.

Entspannung der motorischen Nerven
und des Gesamtmuskelsystems

Nachdem Sie den Wirbelsäulenausgleich praktiziert haben, bleiben Sie
einige Sekunden möglichst bewegungslos liegen. Entspanntes Liegen
gelingt, wenn Sie den Kopf, die Füße und die Hände leicht hin und her
bewegen und auf ha...ha...ha... ausatmen. Halten Sie die Augen sekundenlang geschlossen. Üben Sie danach wie folgt weiter:

Ausführung:

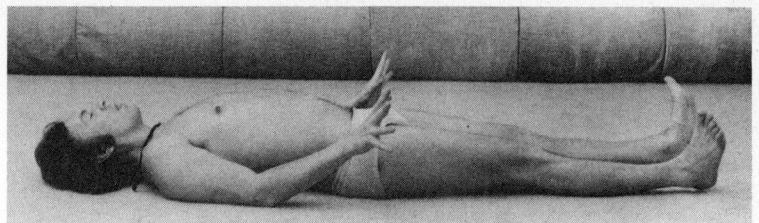

1) *Muskelgruppen-Entspan-nung: Füße und Hände*
Füße und Hände gleichzeitig
spreizen:
Erst leicht spreizen,
dann mittelstark spreizen,
schließlich sehr stark spreizen.
1 Sekunde halten.

Allmähliches Lösen der starken
Spreizung,
zur mittelstarken Spreizung,
Spreizung ganz auflösen.

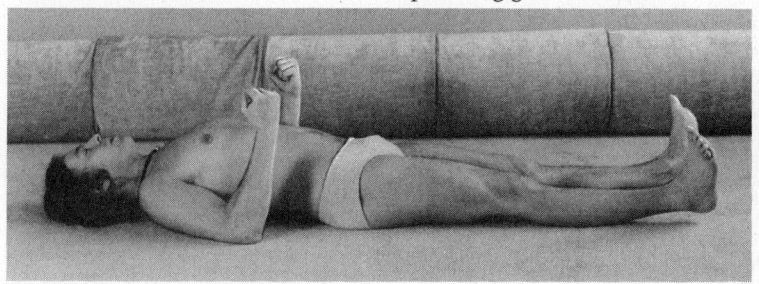

2) *Muskelgruppen-Entspan-nung: Waden und Unterarme*
Waden und Unterarme gleichzei-tig spannen:
Erst leicht spannen,
dann mittelstark spannen,
schließlich sehr stark spannen.
1 Sekunde halten.

Allmähliches Lösen der starken
Spannung,
zur mittelstarken Spannung,
Spannung ganz auflösen.

Bemerkung:

Die Unter- und Oberarme werden sich besser anspannen lassen, wenn
die Hände zu Fäusten geformt sind.

3) *Muskelgruppen-Entspannung: Oberschenkel und Oberarme*
Oberschenkel und Oberarme gleichzeitig spannen:
Erst leicht spannen,
dann mittelstark spannen,
schließlich sehr stark spannen.
1 Sekunde halten.

Allmähliches Lösen der starken Spannung,
zur mittelstarken Spannung,
Spannung ganz auflösen.

4) *Muskelgruppen-Entspannung: des Gesäßes und der Brust*
Daumen in die Achselhöhle stecken, die Finger auf der Brust auflegen. Gesäß und Brustmuskulatur gleichzeitig spannen:
Erst leicht spannen,
dann mittelstark spannen,
schließlich sehr stark spannen.
1 Sekunde halten.

Allmähliches Lösen der starken Spannung,
zur mittelstarken Spannung,
Spannung ganz auflösen.

Bemerkung:

Mit Daumen und Fingern kontrollieren, ob die Brustmuskulatur sich angespannt hatte.

5) *Muskelgruppen-Entspannung: der Rücken*
Bitte die Handflächen über der Brust zusammenlegen (Gebetshaltung). Es genügt jetzt, Kopf, Oberkörper leicht aufzurichten und dabei gleichzeitig folgendes zu tun: Erst leichtes Drücken der Handflächen gegeneinander, dann mittelstarkes Drücken, schließlich sehr starkes Drücken.
1 Sekunde halten.

Den starken Druck der Hände allmählich lösen,
zum mittelstarken Druck,
Druck ganz auflösen, und Rückenlage einnehmen.

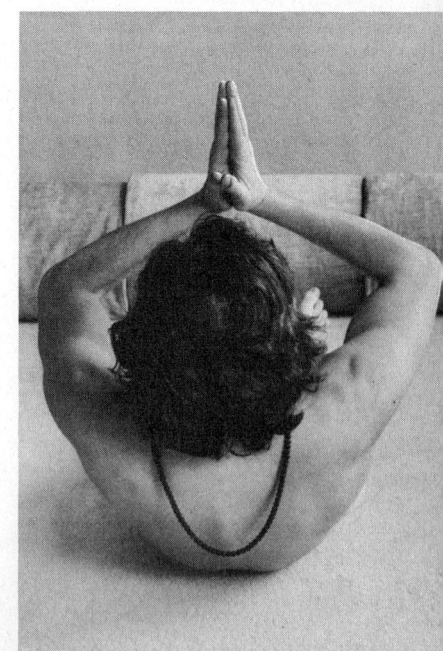

Bemerkung:

Durch dieses Aneinanderdrücken der Handflächen spannen Sie die Rückenmuskulatur. Achten Sie darauf, ganz allmählich den Rücken abzurollen und dabei den Druck der Hände langsam zu lösen. Wenn Sie den Rücken rund machen, die Schultern also etwas nach vorne nehmen, vermeiden Sie, daß die Rückenspannung in die Bauchmuskulatur «abfließt».

6) *Muskelgruppen-Entspannung: der Bauch*
Legen Sie die Hände kontrollierend auf die Bauchdecke.
Erst leichtes Spannen der Bauchdecke,
dann mittelstarkes Spannen der Bauchdecke,
schließlich sehr starkes Spannen der Bauchdecke.
1 Sekunde halten.

Allmähliches Lösen der starken Spannung,
zur mittelstarken Spannung,
Spannung ganz auflösen.

Bemerkung:

Beim Spannen wölbt sich die Bauchdecke nach oben, beim Auflösen der Spannung senkt sie sich.

7) *Muskelgruppen-Entspannung: der Hals und der Nacken*
Heben Sie das Kinn leicht in die Höhe, bis Sie das Gefühl haben, daß die sogenannten «Kopfnicker», die zwei vorspringenden Muskeln am Hals, sich spannen. Ebenso müssen Sie ein Spannungsgefühl in der Nackenmuskulatur erzeugen.

Achtung:

Bei den Muskelgruppen von Hals und Nacken genügt eine leichte bis mittelmäßige Spannung. Der Hinterkopf bleibt in Berührung mit dem Boden. Sie brauchen bei dieser Übung nur das Kinn anzuheben. Senken Sie beim Auflösen der Spannung allmählich das Kinn.

Wichtige Übungsanweisungen

○ Jede Muskelgruppe 3 mal hintereinander spannen und entspannen, bevor Sie weitergehen.

○ Versuchen Sie unbedingt die Spannungs- und Entspannungsgrade zu finden. So entspannen Sie nicht nur die Muskeln, sondern pflegen sie auch. Die Muskeln werden hier nicht abrupt beansprucht, sondern natürlich aufgebaut.

○ Lassen Sie sich nicht verunsichern, wenn Sie beim Spannen feststellen, daß sich andere Muskelpartien mitanspannen. Lassen Sie es geschehen, doch bleiben Sie konzentrationsmäßig nur mit der Muskelgruppe, mit der Sie im Moment arbeiten, beschäftigt. Nur so entwickeln Sie Muskelkontrolle und Muskelbewußtsein. Sie müssen erst einmal fühlbar feststellen, wo diese Muskelgruppen liegen, und Sie lernen sie über diese Spannungs- und Entspannungsübungen zu beherrschen. Das führt allmählich zu überdurchschnittlicher Körperkontrolle. Ebenso werden Ihnen die Asanas (Körperübungen) im Yoga leichter fallen.

Auch hier brauchen Sie wieder Geduld und Ausdauer. Aber die Arbeit an der eigenen Muskulatur lohnt sich!

○ Wenn Sie sicher sind, die Stärkegrade von Spannung und Entspannung unterscheiden zu können, dann flechten Sie folgende Atmung beim Üben ein: Beginnen Sie beim *leichten* Anspannen der einzelnen Muskelgruppen sanft und unhörbar einzuatmen. Atmen Sie bei der *mittelstarken* Spannung weiter ein. Bei der *sehr starken* Spannung wird dann der Atem etwa 1 Sekunde angehalten.

Entspannen und langsam ausatmen.

○ Durch das Spannen und Entspannen wird die Blutzirkulation in der jeweiligen Muskelgruppe angeregt. Versuchen Sie, das Wärmegefühl in den Muskeln aufzuspüren.

○ Bitte übertreiben Sie nicht beim sehr starken Spannen. Suchen Sie Ihre individuelle Grenze der starken Muskelspannung, die Ihnen auf jeden Fall noch ein angenehmes Gefühl vermitteln soll.

Werden Sie aktiv …

... damit Sie ruhiger und entspannter werden. Das kostet Sie am Anfang vielleicht ein bißchen Überwindung, zahlt sich auf die Dauer aber vielfach aus.

Und nicht nur beim Yoga.

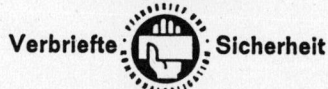

Die Entspannung der sensorischen Nerven

Ehe Sie zu der Atembeobachtung übergehen, bleiben Sie noch eine Weile absolut still auf dem Rücken liegen. Atmen Sie in kurzen Zeitabständen auf ha … ha … ha … aus. Bewegen Sie Kopf, Füße und Hände noch mal leicht hin und her. Die Muskeln Ihres Körpers sind nun vollkommen entspannt und entkrampft. Versuchen Sie jetzt weg vom Körperbewußtsein zu kommen. Vergessen Sie Ihre Muskeln, denn Sie wollen nunmehr die sensorischen Nerven entspannen.

Niemand, dessen Augäpfel und Lider nervös vibrieren, wird sich tief entspannen und Energie aufladen können. Vergessen Sie deswegen nicht, sich erst einmal auf die Augen zu konzentrieren. Sie beruhigen die Augen auf die bekannte Art und Weise, indem Sie sie sekundenlang halb geöffnet halten, siehe auch Seite 57. Führen Sie das 2mal durch. Allmählich kommen dann Augäpfel und Lider zur Ruhe.

Schließen Sie jetzt die Augen, und halten Sie sie geschlossen. Sie liegen gelöst und entspannt da.

Bevor Sie mit der Atembeobachtung beginnen, atmen Sie noch einmal auf ha … ha …ha … aus.

Nach diesem Vorgang lenken Sie Ihre ganze Konzentration auf die *Atembeobachtung*:

Ausführung:

1) Sie liegen reglos da, mit geschlossenen Augen. Sie tun nichts anderes, als zu beobachten, wie die Einatmung kommt und die Ausatmung geht. Ganz von selbst! Nicht atmen *wollen*! Sie sind wirklich nur Zuschauer Ihrer Ein- und Ausatmung. Sie müssen empfinden lernen, wie sich die Einatmung entwickelt. Fühlen Sie die Einatmung in der Entstehung, wie sie verläuft und wie sie endet. Versuchen Sie ebenso mit der Ausatmung zu verfahren. Fühlen Sie die Ausatmung in der Entstehung, wie sie verläuft und wie sie endet.

Der Anfänger muß die Kunst der Atembeobachtung erlernen. Lassen Sie sich nicht entmutigen, falls beim ersten Versuch der Atem hektisch und unkontrolliert ein- und ausgeht. Lassen Sie sich nicht aus der Fassung bringen! Halten Sie die Augen geschlossen, und denken Sie daran, Sie sind lediglich Zeuge und Beobachter. Allmählich wird der Atem sich vertiefen und gleichmäßiger verlaufen. Beobachten Sie, wie er sich beruhigen läßt!

Lassen Sie sich nicht versklaven. Identifizieren Sie sich nicht mit diesem unruhigen Atem. Soll er sich austoben, Sie bleiben lächelnd Zuschauer. Der Atem wird sich schließlich beruhigen, und die Atemfrequenz vermindert sich. Genießen Sie die stärker werdende Stille.

Vielleicht erleben Sie zuschauend eine Atempause. Genießen Sie diese! Sie zeigt an, daß Herz und Atem Entspannung gefunden haben und das Gehirn sich nun wird aufladen können. Die Entspannung der sensorischen Nerven wird so in Gang gesetzt.

Bemerkung:

Beobachten Sie den Atem auch in Ihrem täglichen Leben, bei jeder sich bietenden Gelegenheit, sei es am Schreibtisch, in der U-Bahn oder sonstwo. So wird die Technik gefestigt. Niemandem wird es auffallen, daß Sie üben. Die Atembeobachtung darf unbegrenzt lange geübt werden.

2) Wenn man lange und regelmäßig übt, wird man feststellen können, wie tiefgreifend diese Atemtechnik wirkt.

Mit ihr kann man sich schon höheren Konzentrationsstufen des Yogas annähern. Doch dazu mehr in einem späteren Kapitel. Sie können die Hände bei der Atembeobachtung entspannt neben der Hüfte auflegen oder über dem Bauchnabel falten.

Machen Sie sich während der Atembeobachtung keine Gedanken, ob Sie durch den Mund oder durch die Nase atmen. Der Mund darf sich leicht öffnen, da die Kinnlade durch die Entspannung schwerer wird. Beanspruchen Sie Ihre Gesichtsmuskulatur nicht, bleiben Sie wirklich nur Zuschauer!

Diese dreiteilige Entspannungsmethode sollte möglichst von jedem Anfänger erlernt werden. Und sie sollte in der angegebenen Reihenfolge praktiziert werden.

Diejenigen, die an Schlaflosigkeit leiden, sollten versuchen, im Bett liegend die Muskelentspannungen auszuführen, um dann mit der Atembeobachtung allmählich einzuschlafen.

Stressgeplagte und unter starkem Druck stehende Menschen sollten mindestens 2mal am Tag, nämlich morgens und abends, üben.

Wenn Sie sich mit dieser Methode sicher und wohl fühlen, genügt es, sie einmal in der Woche vor Ihren Asanas zu praktizieren. Diese Übung sollten Sie als wöchentliche «Inspektion» Ihres Gesamtmuskelsystems betrachten.

Wer Schwierigkeiten hat, morgens aufzustehen, sollte die Muskeln noch vor dem Aufstehen durch Spannung und Entspannung ansprechen, und zwar einmal im Liegen und einmal auf dem Bettrand sitzend. So können Sie Ihren Kreislauf natürlich in Gang setzen. Mögliche Schwindelgefühle, etwa weil Sie zu schnell das Bett verlassen, werden nicht mehr eintreten.

II. Die Asanas

Vorbereitende Körperübungen

Es folgen jetzt vorbereitende, aber deshalb nicht weniger wichtige Übungen. Mit diesen Übungen sollen grobe Verspannungen und Unregelmäßigkeiten im Körpersystem behoben werden. Besonders in der Nacken- und Schultergegend sowie im Wirbelkörpersystem können sich während eines Tagesverlaufs Verkrampfungen einstellen.

Grobe Verspannungen an oder in der Wirbelsäule können der Grund dafür sein, daß Sie keine Konzentration bei den Körper- oder Atemübungen finden. Denn in diesem Fall können Sie viele Asanas üben, die Sie nur halb zufriedenstellen, ehe Sie vielleicht mehr oder weniger durch Zufall genau das spezielle Asana finden, das die Störung beseitigt. So ist es empfehlenswert, die vorbereitenden Körperübungen *vor* den eigentlichen Asanas zu praktizieren, um schon vorher grobe Verspannungen zu lösen.

Die nun folgenden Übungen können Sie immer am Anfang, also als Vorbereitung zum eigentlichen Yoga, praktizieren.

Sie werden stehend geübt:

Das Kopfkreisen

Ausführung:

1) Stemmen Sie bitte die Hände in die Hüften, und kreisen Sie, bitte so langsam wie möglich, mit dem Kopf. Sie beginnen, indem Sie das Kinn auf die Brust sinken lassen. Drehen Sie Ihren Kopf jetzt nach links, also das linke Ohr in Richtung linke Schulter. Gehen Sie weiter, und bewegen Sie den Hinterkopf zum Nacken hin. Drehen Sie weiter. Das rechte Ohr in Richtung rechte Schulter. Gehen Sie zuletzt in die Ausgangsposition zurück.

Kreisen Sie behutsam, der Kopf bewegt sich auf dem Atlas (oberster Halswirbel).

2) 2mal nach links und 2 mal nach rechts kreisen lassen.

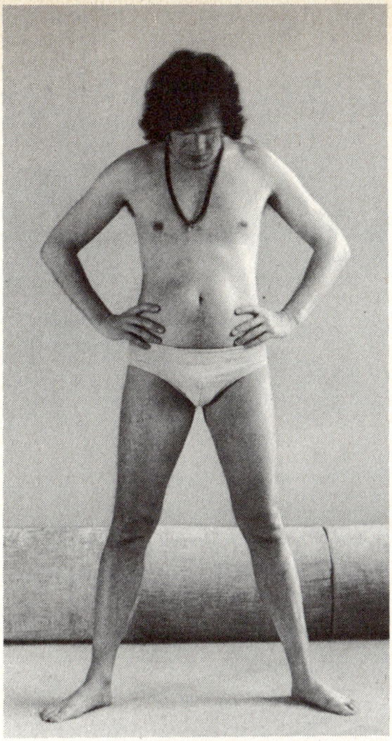

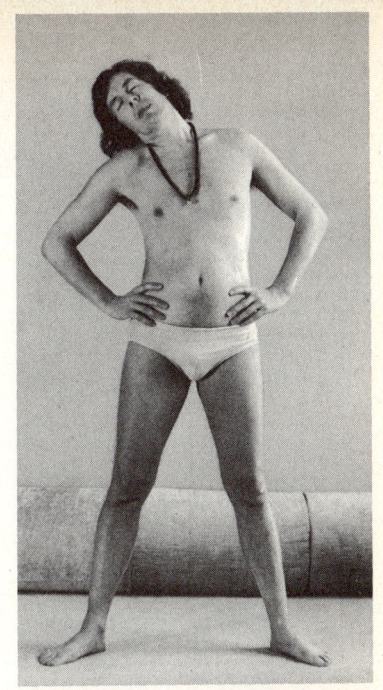
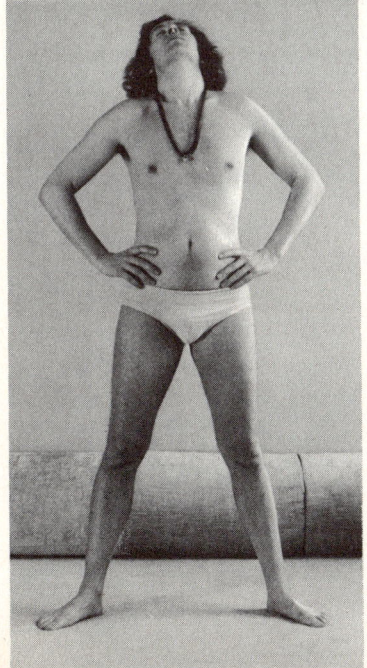
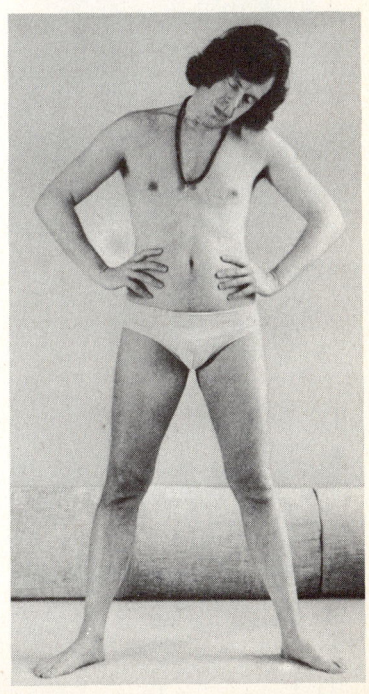

Das Schulterkreisen

Ausführung:

1) Beschreiben Sie mit den Schultern große, gleichmäßige Kreise. Vermeiden Sie hektische Kreisbewegungen! Lassen Sie die Arme beim Kreisen entspannt herunterhängen, und achten Sie auf eine gerade Kopfhaltung.

2) 2mal nach vorne und 2mal nach hinten kreisen.

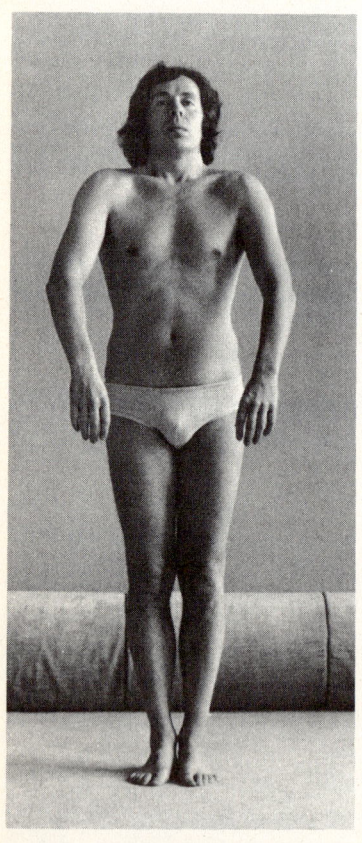
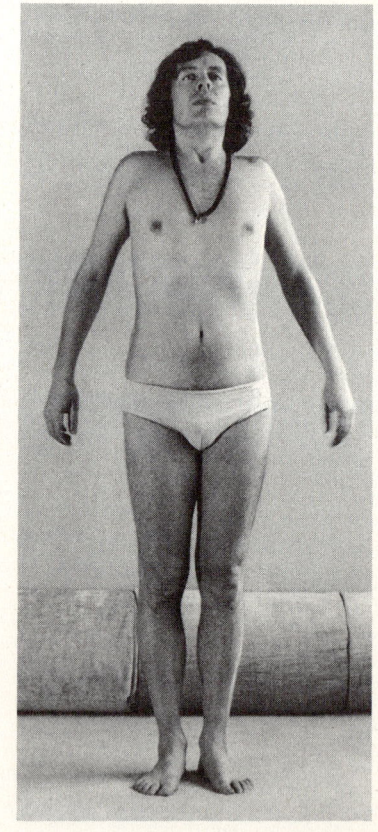

Bewußtes Strecken

Ausführung:

1) Strecken Sie sich doch einmal kräftig! Versuchen Sie, sich so lang wie möglich zu machen. Strecken Sie den rechten Arm nach oben weg, wobei Sie den Kopf in die Streckung mit einbeziehen. Das linke Bein strecken Sie nach hinten. Sie stehen also auf dem rechten Fuß, und von ihm gehen Sie wippend in die Streckung nach oben. Nach diesem Vorgang strecken Sie den linken Arm nach oben weg und das rechte Bein nach hinten.

2) Führen Sie diese Übung jeweils 2mal rechts und 2mal links aus.

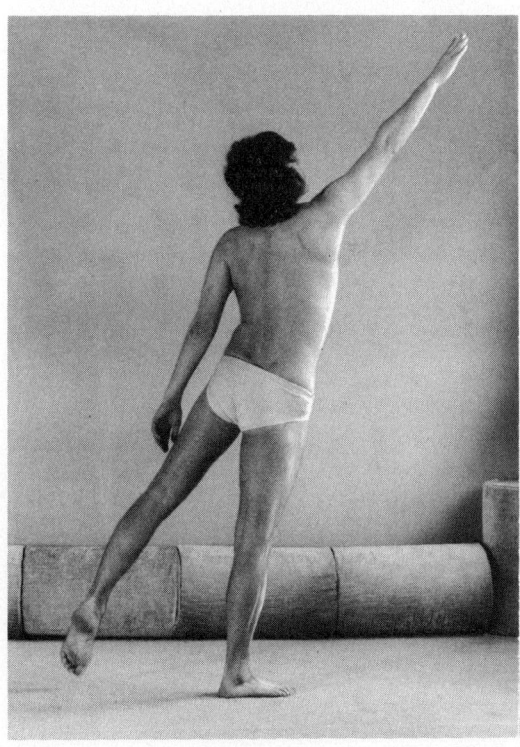

Der Reinigungsatem

Ausführung:

1) Legen Sie das Kinn auf die Brust. Jetzt heben Sie langsam den Kopf, wobei Sie gleichzeitig den Atem staccatoartig, in kurzen Zeitabständen, durch die Nase «einseufzen».
Danach senken Sie das Kinn wiederum auf die Brust, wobei Sie gleichzeitig den Atem schnell durch die Nase ausstoßen.

2) Üben Sie diesen Reinigungsatem 2mal.

Bemerkung:

Diese schnelle Drehbewegung mit der schnaubenden Atemführung ▶ wird nur in dieser vorbereitenden Übung angewendet, gilt also nicht für die kommenden Asanas.

Der Wirbelsäulendreh A

Ausführung:

1) Stellen Sie sich mit weit gegrätschten Beinen hin. Achten Sie auf eine gerade Kopf- und Wirbelsäulenhaltung. Heben Sie die Fäuste in Schlüsselbeinhöhe, und richten Sie dabei die Ellbogen zur Seite. Atmen Sie jetzt ein. Drehen Sie nun Kopf und Oberkörper mit Schwung nach rechts, und zwar so weit Sie können.

Versuchen Sie, Unterkörper und Hüfte unbeweglich zu halten, damit die Wirbelsäule in eine Drehung kommt. Während der Drehung sollte der Atem in 1 oder 2 Stößen durch die Nase «ausgeschnaubt» werden.

2) Führen Sie diese Drehbewegung 2mal nach rechts und 2mal nach links aus.

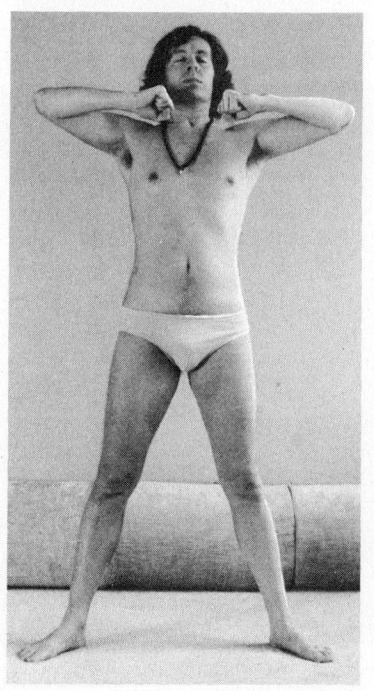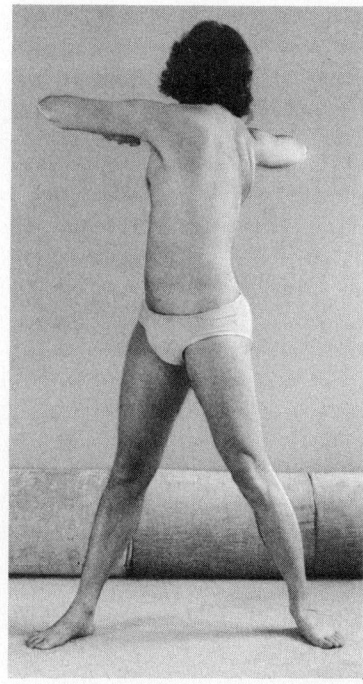

Der Wirbelsäulendreh B

Ausführung:

1) Machen Sie diese Übung noch einmal, mit dem Unterschied, daß Sie mit den Händen die Schultern greifen.

2) Führen Sie auch diese Drehbewegung 2mal nach rechts und 2mal nach links aus.

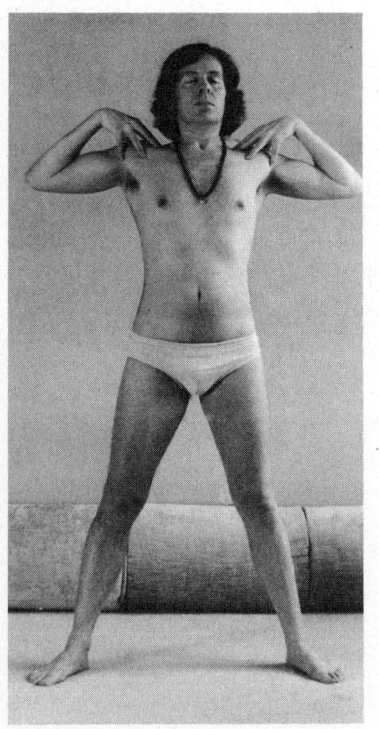
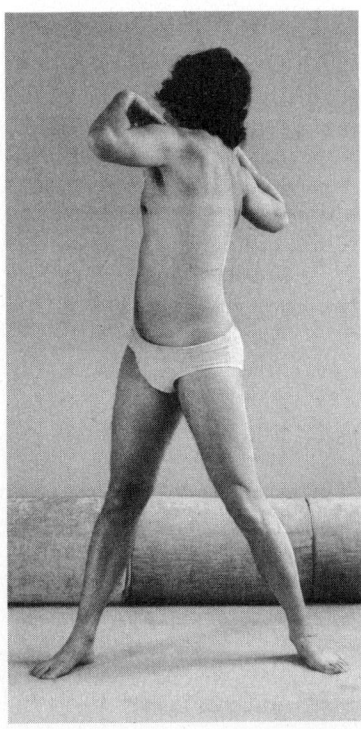

Der Wirbelsäulenkreis

Ausführung:

1) Stemmen Sie die Hände in die Hüfte, und achten Sie auf eine gerade Kopf- und Wirbelsäulenhaltung. Atmen Sie langsam ein. Jetzt gehen Sie ausatmend in den Kreis nach rechts. Wenn der Halbkreis beendet ist, hängt Ihr Kopf nach unten, und Sie sind ausgeatmet.
Führen Sie, wieder einatmend, den Kreis nach links und nach hinten weiter bis in Ihre Ausgangsposition.
Beschreiben Sie den Kreis ganz langsam, so daß kein Schwindelgefühl auftreten kann.

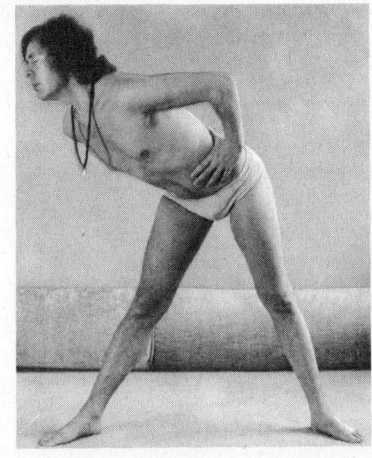

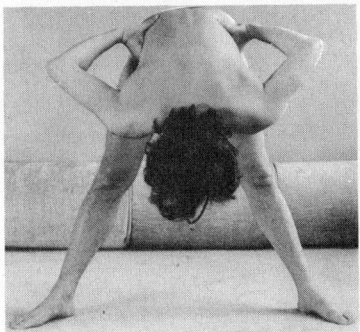

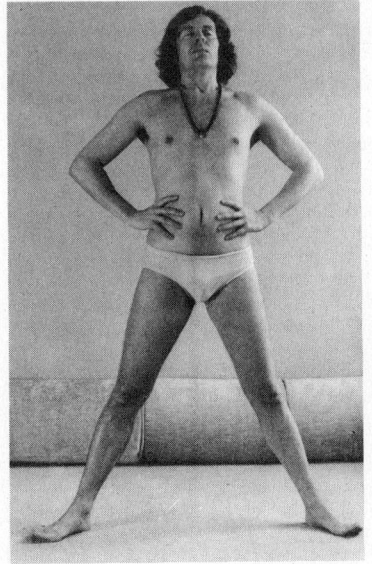

2) Führen Sie diese Übung 2mal nach rechts und 2mal nach links aus.

Achtung:

Halten Sie die Knie durchgedrückt, und achten Sie darauf, den Rumpf in die Drehung mit einzubeziehen.

77

Das sollten Sie beherzigen

Versuchen Sie, die folgenden Grundregeln mehr und mehr zu berücksichtigen, bis sie Ihnen in Fleisch und Blut übergegangen sind.

Versuchen Sie, *bewußt langsam und konzentriert* zu üben. Nur so entwickelt sich innere Ruhe und Energie. Es muß Ihr Ziel sein, die Asanas so langsam zu praktizieren, daß allein schon über diesen harmonischen Vorgang jegliche Hektik, Nervosität und körperliche Unruhe, die sich im Laufe eines Tages in Ihnen «angesammelt» hat, aufgelöst, absorbiert, ja weggeübt wird. Üben Sie ebenso die vollständige Entspannung bewußt langsam und konzentriert. Erst wenn Sie die Yogaübungen technisch automatisch und ohne angestrengtes Nachdenken beherrschen, werden Sie Yoga am eigenen Leib erfahren und verwerten können.

Haben Sie Geduld und Ausdauer! Das Einarbeiten in den Yoga ist anfänglich ein bißchen wie «Steine schleppen». Doch geben Sie nicht auf, die Last wird watteleicht und angenehm werden.

Bei den Körperübungen werden nach und nach Muskeln, Sehnen und Bänder gestreckt, bis die gewünschte Position annähernd oder vollständig in ihrer klassischen Form erreicht ist. *Übertreiben Sie nicht!* Das gilt besonders für die Älteren, bei denen die Körperelastizität naturgemäß etwas nachläßt. Sie sollten den Körper nur so weit schrittweise strecken oder beugen, bis Sie Ihre individuelle Belastbarkeitsgrenze ohne Schmerz erreichen.

Jeder kann Hatha-Yoga praktizieren. Kranke oder anfällige Gliedmaßen oder Körperteile sollten jedoch nur leicht gespannt oder gestreckt werden. Im akuten Krankheitszustand sollten Sie Yoga nicht praktizieren. In der Rekonvaleszenz können Sie wieder mit leichten Yogaübungen beginnen. Üben Sie nach schweren Krankheiten oder Operationen nur mit Einverständnis Ihres Arztes oder nach Übungsanleitungen eines fachkundigen Yogalehrers.

Beobachten Sie sich während der Übungen selbst. Sie dürfen nie nervös und außer Atem eine Übung nach der anderen praktizieren.

Denken Sie bei den Körperübungen an folgendes: Jeder einzelnen Übung sollte eine Pause folgen. Die Pausen sind ebenso wichtig und sollten ebenso lange dauern wie die Übungen selbst. Lernen Sie, die Pausen zu erleben, denn *in der Pause vollendet sich die Übung.* Organe wie Herz und Lunge brauchen Zeit, um die Aktivierung durch eine Übung zu verarbeiten.

Lernen Sie also, sowohl die Übungen als auch die Pausen zu *erleben*.

Der Fortschritt in den Hatha-Yoga Körperübungen liegt im Zunehmen der Erlebnisfähigkeit. Es ist besser, eine Körperübung in nur unzureichender Streckung auszuführen, aber voll innerlichen Einlebens, als eine optimale Streckung zu erreichen, aber nichts innerlich zu empfinden. Eine Körperübung, die Sie heute praktizieren, muß nach einem Jahr das doppelte an Erlebniskraft hervorbringen. Lernen Sie über regelmäßiges Üben, Ihre Erlebnisfähigkeit zu steigern.

Schärfen Sie Ihre kontrollierende Selbstbeobachtung. Beim kleinsten Anzeichen von Nervosität, vielleicht ausgelöst durch Übertreibung oder unrichtige Kräfteeinteilung während der Körper- oder Atemübungen, schalten Sie um auf Ruhe! Dazu nehmen Sie sitzend, stehend oder liegend eine Entspannungshaltung ein.

Führen Sie die ha…ha…ha… Ausatmung durch. Öffnen Sie die Augen halb, und schließen Sie sie nach einer Weile ganz. Lenken Sie die Konzentration zwischen die Augenbrauen.

Verbleiben Sie so lange in der Entspannungshaltung, bis Sie fühlen, daß die notwendige Ruhe wieder eingetreten ist, sich also Atem- und Herzrhythmus wieder normalisiert haben. Erst dann können Sie Ihr Übungsprogramm weitermachen.

Jedes Asana und jedes Pranayama bringt eine Aktivierung von z. B. Kreislauf, Nervensystem, Muskel- und Organsystem und auch von Prana. Diese positive Anregung muß in einer *produktiven Pause* ausklingen.

Muskelpflege besteht nicht nur darin, die Muskeln anzuregen (zu spannen), sondern auch in der Lockerung. Die Pflege des Nervensystems besteht nicht nur in seiner Anregung, sondern auch im bewußten Ruhen danach. Die Pflege des Kreislaufs besteht nicht nur darin, ihn anzuregen, sondern ihn auch «Herz entlastend» pausieren zu lassen.

Die zusammenfassende Übungsregel heißt:

«Auf jede bewußte Aktivierung folgt ein bewußtes Pausieren oder Ausklingen!»

Lassen Sie sich bei der Vielzahl der Übungen, die in diesem Buch erklärt werden, nicht in Verwirrung bringen. Üben Sie, und stellen Sie selbsterfahrend fest, welche der Übungen bei Ihnen Wirkungen zeigen. Sie werden *Ihre persönliche Auswahl* treffen können.

Es stimmt zweifellos, daß die Asanas Körperkultur und -pflege höchsten Niveaus entwickeln. Der eigentliche Grund für Asanas und Pranayamas ist aber, dem Menschen einen *Schlüssel* zu geben, um über *körper- und atemkontrollierende Übungen in die eigene Psyche vordringen* zu können.

Begrenzen Sie sich nicht selbst, indem Sie sagen:
«Ich übe Yoga, weil er so gelenkig macht.»
«Ich übe Yoga, weil er so elastisch macht.»
«Ich übe Yoga, weil er so entspannt.»
«Ich übe Yoga, weil man so anmutig sitzen lernt.»
«Ich übe Yoga, weil er der Muskulatur gut tut.»
Usw.

Yoga wird genau dort haltmachen, wo Sie ihn gedanklich begrenzen. Sie aber sind frei, absolut frei! Aus diesem Gefühl heraus sollten Sie üben. Meine Anweisungen können für Sie nur richtunggebend sein. Es kann natürlich sein, daß Ihnen dies oder jenes vollkommen neu und ungewohnt ist oder Ihnen gar mißfällt. Lassen Sie sich nicht beeindrucken, üben Sie einfach frei drauflos. *Sie selbst* sollen sich entdecken! Die Sache dreht sich um *Sie*. Mögen Sie Yoga am eigenen Leib erfahren. *Alles ist in Ihnen selber.*

Der Yogaübende sollte auf einer weichen Decke (2 m × 1,40 m, einmal gefaltet) üben. Der Yogi sitzt meistens auf Kushgras oder Seide, nicht als Statussymbol, sondern um sich dem absorbierenden Einfluß der Erdstrahlung entziehen zu können. Je mehr man im Yoga fortschreitet, desto intensiver nimmt man die absorbierende Erdstrahlung wahr, und man ist natürlich logischerweise bestrebt, sich dagegen abzuschirmen.

Energie- oder Konzentrationskräfte, die man über Yogaübungen sammelt, würden, wenn man auf der bloßen Erde übte, größtenteils auch von ihr wieder abgezogen werden. Das Argument, sich dem Element Erde zu stellen und dem absorbierenden Einfluß mit einer alles überwindenden Geisteshaltung zu trotzen, ist lächerlich.

Denn warum sollte man dahin Kräfte vergeuden? Im Yoga soll man die echten Ziele anstreben und direkt auf sie hinarbeiten.

Bei einigen Körperübungen empfehle ich, die Yogiatmung einzuflechten. Das Verbinden der Yogiatmung mit der betreffenden Körperübung wird die psychische Beeinflussungskraft, die Heilwirkungen und die Sauerstoffaufnahme fördern. Grundvoraussetzung des Übens der

Yogiatmung im Rahmen einer Körperübung ist, daß man sie fühlbar sicher und in *wohltuender* Weise üben kann. Der Einsatz der Yogiatmung ist *nicht zwingend*, und jeder sollte seine individuelle Entscheidung fällen. Wenn Sie sich entschließen, die Yogiatmung während der Übungen nicht anzuwenden, sollten Sie aber auf jeden Fall den Atem tief zum Bauch hinunterführen, um den kurzen Atem zu vermeiden.

Das einfache Spiel um den Ball, sei es im Fuß-, Volley oder Basketball, macht Spaß und Freude. Man kennt die Spielregeln, man hat eine ‹Freud-Leid-Beziehung› zum Gegner, man wird gefordert. Das Hauptaugenmerk der Konzentration gilt nur einem Ball. Würde man einen zweiten Ball ins Spiel geben, dann würde Spaß, Freude und Spannung umgehend bei den Spielern, aber auch bei Zuschauern und dem Schiedsrichter abflauen. Die Spannung, die durch ein Ballspiel entsteht, entwickelt sich aus der selbstverständlichen Beachtung der Spielregeln, die diesen einen Ball betreffen. Die Regeln sind es, die die Spannung und den Erfolg des Spieles ausmachen.

Im Yoga geht es auch um die Einhaltung von Regeln. Was der Körper gerne will, will die Mind (oder der Geist) noch lange nicht. Der Zuckerkranke, in der Versuchung, eine Praline zu essen, kämpft auf der einen Seite mit der Lehranweisung seines Kopfes: «Iß sie nicht! Du bist Diabetiker!» Andererseits flüstert der Magen: «Mensch, ich habe Appetit, und einmal ist doch keinmal!» Mit anderen Worten, der Körper will das eine, die Mind (oder der Geist) das andere. Dieses zwiespältige Spiel mit einem freud- oder leidvollen Ausgang findet in jedem Menschen statt.

Yoga lehrt schon seit Jahrtausenden die Regeln der Körper- und Mindkontrolle. Diese Regeln sollen in Form von Asanas und Pranayamas beachtet und geübt werden. Diese Übungen werden zu einer überdurchschnittlichen Körperkontrolle und zu einer Beruhigung der Vorgänge in der Mind führen. Das heißt, unser Denken, Wollen und Handeln wird immer einheitlicher werden, wenn Körper und Geist sich «die Hände geben» und im inneren Kräftespiel nichts Gegensätzliches tun. In der harmonischen Verbindung von Körper und Geist wächst die Empfindsamkeit für die innere Freude, die jeder in sich hat. Yoga ist eine freudvolle Sache und darf nicht mit übertriebenem Ernst praktiziert werden.

Ernsthaft Yoga praktizieren heißt jedoch nicht, Unnahbarkeit und Intoleranz auszustrahlen. Das sind alles Krampferscheinungen, die sich nach Entspannung und Freiheit sehnen. Die Verwirklichung tiefer

Ruhe in den Asanas und noch mehr in den Pranayamas ist fühlbare, intelligenzbegabte Freude.

Es ist Freiheit des Fühlens, ein Ertasten der in Ihnen schlummernden Intuition.

Üben Sie Yoga, wenn Ihnen zum Heulen zumute ist. Vertreiben Sie diese Stimmung mit der Kraft der gewohnheitsmäßigen Bemühungen im Yoga. Falls Sie während der Übung laut oder leise lachen müssen, dann tun Sie es. Nehmen Sie diese Kraft des Lachens auf, und versuchen Sie, indem Sie einfach weiter üben, sie schwingungsmäßig auf die Übungen zu übertragen.

Üben Sie möglichst allein in einem Zimmer, und geben Sie allen bekannt, daß Sie in der Zeit der Yogaübungen nur bei «Feuer» zu verständigen sind! Üben Sie möglichst immer an demselben Ort und in demselben Raum. Wir leben in einer Welt der Schwingungen. Der Raum, in dem Sie leben, trägt die Schwingungen, die Sie und andere über Jahre in ihm erzeugt haben, und zwar positive und negative Schwingungen! Haben Sie das Privileg, einen Raum extra für Yoga nutzen zu können, lassen Sie dort auch nur Yoga geschehen! Halten Sie diesen Raum «rein». Vermeiden Sie in diesem Raum unnötigen Streit, Diskussionen und Gespräche. Wenn Sie diesen Raum so ganz dem Yoga vorbehalten, werden Sie später erfahren, daß er Ihnen beim bloßen Betreten bereits Ruhe vermitteln wird.

Übungsanweisungen zur Vertiefung der Körperübungen (Asanas)

Lassen Sie sich nicht von den vielen Übungsregeln verwirren. Üben Sie die Asanas, so gut Sie können, entsprechend Ihrer Aufnahmefähigkeit.

Sie werden allmählich während des Übens zu einer gefühlsmäßigen Sicherheit kommen und alle weiteren Übungsregeln dieses Buches gut aufnehmen können. Sie sollten sich selbst beobachten, damit Sie sich korrigieren können. Im Yoga arbeiten Sie mit der *freudvollen* Selbstanalyse. Auch wenn Sie viele Fehler finden, Sie werden nicht aufgeben! Die Fehler werden mit der Zeit immer weniger werden.

Um es noch einmal mit Nachdruck zu wiederholen, wichtig ist, daß Sie *äußerst langsam* üben, möglichst im Zeitlupentempo! Dann wird Ihnen Ruhe und Energie zufließen. Sie sollten den Körperübungen nicht ausweichen, sondern sie mit Ihrem Einfühlungsvermögen erfüllen und verstärken. Schon durch einen extrem langsamen Bewegungsrhythmus können Sie Hektik, Verspannungen und negative Stimmungen aller Art auflösen.

In hektischer körperlicher und geistiger Arbeit wird übermäßig viel Energie verbraucht! Entscheiden Sie sich deshalb für langsame, gezielte Bewegungen in den Asanas.

Versuchen Sie, einen *harmonischen* Bewegungsablauf in den Asanas zu erreichen. Gehen Sie, nicht langsam und akkurat in die Streckung und nehmen sie dann aber plötzlich und schnell auflösend zurück; Harmonie und Gleichmäßigkeit der Bewegung sollten aufrechterhalten bleiben.

Bei den Körperübungen ist es wichtig, den *Atem richtig zu führen*. Denken Sie daran, daß Sie durch die Nase ein- und ausatmen. Sie müssen lernen, den Atem exakt einzuteilen, mit ihm gut zu wirtschaften.

Ausführung:

Bei vielen Ausgangspositionen einer Körperübung atmen Sie erst einmal langsam ein. (Vergessen Sie nicht, vor der Einatmung auf ha...ha... auszuatmen!) Dann beginnt die Streckung und mit der Streckung die Ausatmung. Wenn Sie in der Mitte Ihrer Streckung angelangt sind, sollten Sie etwa halb ausgeatmet sein. Dann gehen Sie weiter in die Streckung, bis Sie Ihre individuelle Streckgrenze erreicht haben und Sie ganz ausgeatmet sind.
In dieser Vollstreckung, der «dynamischen Phase», halten Sie den Atem 1 Sekunde an. Gehen Sie nun weiter einatmend in die Ausgangsposition zurück. Ist die Ausgangsposition erreicht, sind Sie völlig eingeatmet.
Üben Sie (wenn nicht anders angegeben) in dieser Atemeinteilung. Verzagen Sie nicht, falls der Atem zu kurz ist oder seine eigenen Wege gehen will. Ihre Atemkapazität wird sich über die Pranayamas (z. B. der Yogiatmung) verbessern. Durch regelmäßiges Üben werden Sie es schaffen.

Bei der Ausführung der Körperübungen (Asanas) kommt es primär auf drei Dinge an.

Die Atemregelung

Es ist wirklich nicht gleichgültig, wann ein- und wann ausgeatmet wird. Der geregelte Atem hilft Ihnen, eine Stellung leichter einzunehmen und bindet das Bewußtsein, die Aufmerksamkeit an die jeweilige Stellung. Ebenso wird die Energielenkung zum physischen Körper hin vertieft.

Die Bewußtseinslenkung

Die Bewußtseinslenkung muß stimmen. Während der Körper- und Atemübungen muß das Bewußtsein ganz bei der Übung sein.

Man darf nicht auf der einen Seite üben und auf der anderen Seite gedanklich «abreisen», indem man z. B. der Radiomusik des Nachbarn, die durch die Wände dringt, andächtig lauscht. Der Beginner soll die Körperübungen erst mit offenen Augen praktizieren. Wird er sicherer, so kann er im fortgeschrittenen Stadium bei geschlossenen Augen üben. Er wird nicht mehr von äußeren Geräuschquellen abhängig sein, das Bewußtsein gehört in diesem Moment dem jeweiligen Stadium der Körperübung.

Für die Hatha-Yogis sind die Körperübungen (Asanas) *Geistformen*. Der Geist oder Brahman, der universelle Geist, kann jegliche Form annehmen, z. B. die eines legendären Helden oder die eines Tieres. Deshalb haben viele Asanas Tiernamen, und deshalb sollte der Mensch jegliche Lebensform, auch die eines Insekts, als vom höchsten Geist ausgehend respektieren.

Im Yogasinne sind die Menschen in ihrer Unwirklichkeit Brahman, höchste Bewußtseinsform. Der Übende verwandelt sich von Stellung zu Stellung in eine spezielle Form des Brahmans. Kommt der Übende aus so einer Körperform zurück, ist er wieder Brahman oder –OM–. Das Verständnis für Brahman oder –OM– wächst auch in der Verwandlungskunst physisch-psychischer Körperübungen.

Die Physiognomik deutet das innere Wesen des Menschen durch die Körper- und Gesichtsanalyse. So verrät z. B. ein unkontrollierter Körper oder ein verkrampftes Gesicht negative Gewohnheiten. Lassen Sie nicht zu, daß negative Gewohnheiten sich in Körperhaltung und Gesicht ausdrücken. Die Asanas bringen Ausgleich, Flexibilität und Ästhetik in körperlicher und in geistiger Hinsicht.

Zusammenfassend gesagt: Lenken Sie während der Körperübungen das Bewußtsein ganz in das Asana selbst. Lernen Sie, das Bewußtsein in den Körper zu lenken. Wenn Sie die Bewußtseinslenkung körperlich erfahren, werden die eigenen Fähigkeiten gesteigert und die Konzentrations- und Meditationsentwicklung beschleunigt.

Die objektive Brillanz

Sie müssen die Asanas objektiv richtig erfassen. Es ist nicht gleichgültig, wie die Beine, Arme, Kopf, Hände und Wirbelsäule gehalten werden. Versuchen Sie, sich genau die äußere Gestaltung des jeweiligen Asanas einzuprägen und die Form kongruent auf Ihren Körper zu übertragen.

Der Körper wird bei einer Asana immer derart beansprucht, daß ein bestimmtes Zentrum des Organ-, Nerven- oder Wirbelkörpersystems gezielt beeinflußt wird. Diese Wirkung würde abgeschwächt werden, wenn das Asana im objektiven Sinn unrichtig gesehen wird.

Also, die drei wichtigsten Dinge beim Üben der Körperübungen (Asanas), die unbedingt berücksichtigt werden sollten, sind:

Atemregelung
Bewußtseinslenkung
objektive Brillanz.

Die Totenlage (Savasana)

«Sava» heißt Toter. Ziel der Savasana ist die totale Entspannung; man versucht also wie «tot» dazuliegen. Eine bewußt herbeigeführte Stille des Körpers führt zu einer Gedankenberuhigung und zur Kontrolle unerwünschter Gedanken.

Schon die Körperkontrolle ist keine leichte Angelegenheit; die Gedankenkontrolle ist jedoch noch weitaus schwieriger.

Der Tiefschlaf, also der Schlaf ohne Traum, ist zweifellos die unbewußt größte Kraftquelle, die wir Menschen haben. Tiefe und Fülle des nächtlichen Schlafes nimmt Einfluß auf die Gestaltung und den Ablauf des folgenden Tages. Durch das Üben der Totenlage wird Ihnen der Weg gewiesen, wie sich die aktivierten Energiebewegungen der Yogaübungen auf die richtige Art und Weise im Körper verteilen lassen.

Die Energie sinkt in tiefer Stille zu Ihnen herab. Wenn Sie regelmäßig und ausdauernd, besonders als Abschluß der Yogaübungen, Savasana üben, können Sie bei fortschreitender Entspannung erleben, wie die Energie genau am Hinterkopf in den physischen Körper eindringt, genau dort, wo die Medulla Oblangata der Medizin oder der «Mund Gottes», wie es in der Yogasprache heißt, liegt.

Die Totenlage wird individuell verschieden erlebt. Am häufigsten tritt das Gefühl einer überaus angenehmen Körperlosigkeit ein, ein totales Entspannungsgefühl, das nicht unbedingt körpergebunden ist.

Die Furcht davor, sich nicht aus dem Gefühl der Körperlosigkeit befreien zu können, ist eine «Angstluftblase». Genau das Gegenteil wird der Fall sein. Auch wer in der Savasana einmal in tiefer Stille liegend das totale Entspannungsgefühl der Körperlosigkeit für Sekunden spürte, wird aus diesem überaus schönen Zustand nur zu bald wieder herausgerissen werden. Nur durch ausdauerndes Üben in der Totenlage erlangen Sie die Fähigkeit, aus Sekunden Minuten zu machen.

Ausführung:

1) Legen Sie sich der Länge nach auf den Boden. Strecken Sie die Arme etwas seitlich aus, und richten Sie die Handflächen nach oben.

2) Kontrollieren Sie sich selbst. Sie müssen ein Gefühl der Lockerung des Körpers verspüren. Bewegen Sie deswegen Kopf, Hände und Füße zur Kontrolle leicht hin und her, und bleiben Sie entspannt liegen.

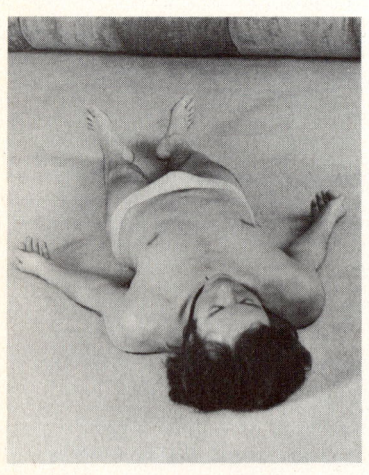

3) Lenken Sie das Bewußtsein, Ihre Aufmerksamkeit in die Füße, und beginnen Sie dem Körper suggestiv, gedanklich gesehen, Ruhe zu verordnen. Bei den Füßen beginnend wandert Ihre Aufmerksamkeit durch Waden, Oberschenkel, Hände, Unter- und Oberarme, Bauchgegend, Brustraum und Halsgegend. Seien Sie dabei konzentriert! Wenn Sie z. B. die Aufmerksamkeit in Ihre Hände gelenkt haben,

versuchen Sie, sie, ohne sie zu bewegen, wahrzunehmen.

4) Jetzt zu den Augen. Nichts wird im Yoga gelingen, wenn man die Augen unberücksichtigt läßt. Die Augenlider und Augäpfel müssen Ruhe empfangen.
Also: Öffnen Sie sekundenlang die Augen halb – und schließen Sie sie.
Bei starker Unruhe üben Sie das 2- bis 3mal.

Achtung:

Auch wenn die Augen anscheinend ruhig sind, ist dennoch nicht gesagt, daß die Vibrationen der Augäpfel aufs Minimum reduziert wurden. Deswegen ist dieses Halböffnen und -schließen wichtig.

5) Schließen Sie jetzt die Augen ganz, und atmen Sie sanft auf ha …ha…ha… aus.

6) Versuchen Sie, die Zunge oben an den Gaumen anzulegen. Drükken Sie ganz leicht die Zungenspitze an der oberen Zahnreihe vorbei, an den Gaumen. Wenn Sie jetzt die Zunge vom Gaumen lösten, würden Sie schnalzen. Durch diesen Zungenverschluß wird der Atem allmählich tief und ruhig, und eine etwaige Nervosität schwindet.

7) Liegen Sie möglichst unbeweglich. Die Zunge bleibt am Gaumen angelegt. Der Unterkiefer muß gelockert sein, der Mund darf sich nur leicht öffnen.

8) In der Savasana können Sie den Atem beobachten, um so über diese Technik allmählich das Gefühl der Bewegungslosigkeit und der Körperstille zu vertiefen und zu genießen.
Die zunehmende Bewegungslosigkeit führt zur Gedankenruhe, wie die Hatha-Yoga Pradipika lehrt.

Bemerkung:

Sie können aber auch nur einfach daliegen, ohne den Atem zu beobachten, mit dem Wunsch, absolute Bewegungslosigkeit verwirklichen zu wollen. Warten Sie einfach ab, und konzentrieren Sie sich auf das, was sich aus einer Körperstille offenbart.

Achtung:

Durch die Zungenlage am Gaumen kann sich anfänglich Speichel entwickeln. Schlucken Sie ihn herunter und praktizieren Sie unbeirrt weiter.

Löst die Zunge sich im Laufe fortschreitender Entspannung vom Gaumen, hat sie ihre Aufgabe, die Entspannung zu vertiefen, vollbracht.

Sie sollten sich bei der Totenlage bemühen, bewußt wach zu bleiben. Beobachten Sie den Atem, vertiefen Sie die Bewegungslosigkeit, und lassen Sie sich nicht ungewollt vom Schlaf vergewaltigen. So wird sich Savasana in der Tiefenwirkung besser entwickeln lassen.

Für den Fall, daß Sie Schwierigkeiten haben, die Handflächen nach oben zu richten, können Sie die Hände auch mit den Handflächen nach unten auflegen oder über dem Bauchnabel falten. Die bessere Handhaltung jedoch ist die erste Form.

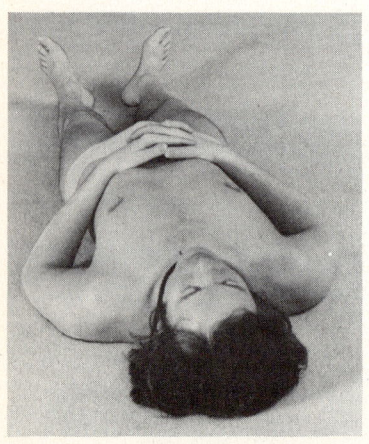

Legen Sie die Zunge am Gaumen an. Diese Übung wird im Yoga mit Nabho-Mudra erklärt. Der Yogi soll die Zunge so oft wie möglich in den Himmel (Nabho bedeutet Himmel) halten, so lautet eine Anweisung. Mit dem Himmel ist in diesem Fall der Gaumen gemeint.

Wie in vielen Raja-Yoga Theorien gelehrt wird, finden in Ihrer Wirbelsäule feinste psychische Energiebewegungen statt. Diese Energiebewegungen drängen nach oben zum Gehirn. Die Brücke zwischen Wirbelsäule und Gehirn bildet die Zungenspitze, die den Gaumen berührt. Man mag zu diesen Dingen stehen, wie man will, aber nur der praktisch Erfahrende im Yoga kann nach langer Übung selbst feststellen, daß eine anfänglich ihm einfach erscheinende Übung plötzlich Ergebnisse bringt, wie sie in den alten Schriften beschrieben sind.

Der Körper verlangt nach Bewegung, und die soll man ihm geben. Die Stille der Savasana nach der körperlichen Bewegung zeigt dem Körper, wie er sich regenerieren und aufladen kann. Den Körper bewegen kann fast jeder. Ihn aber in der Stille zu erfahren ist etwas, das in der Savasana erlernt werden muß. Hat man die Erfahrung der Körperstille erreicht, so wächst meist ganz automatisch das Verlangen, diese Stille vertiefen zu wollen. Durch Üben von klassischen Pranayamas werden Sie allmählich jene angenehme Stille vertiefen und sie in die durchdringende Stille meditativen Erlebens überführen können.

Häufiger wird auch das *Meditationssingen, -tanzen und -musizieren* erwähnt. Das ist eine gute Sache, wenn man versteht, sie einzuordnen. Falls der Anfänger glaubt, daß er über Tanzen, Singen oder Musizieren meditieren lernen kann, täuscht er sich.

Bhakti-Yoga ist der Yoga der Hingabe; in ihm wird zuweilen dieses hingebungsvolle Singen, Tanzen und Musizieren geübt. Man tanzt nicht für sich selber, sondern versucht, sich im Tanz dem erwählten kosmischen Ideal hinzugeben. Der Tanz der Hingabe kann, um ein Beispiel zu nennen, der Gottheit Rama geweiht sein. Der Tänzer opfert seinen Tanz Rama und hofft, daß schwingungsmäßig die Qualitäten des Heiligen auf ihn übergehen. Wer jahrelang Bhakti praktiziert und sich schon während des Tanzens im Gefühl eines Glücksrauschs befindet, hat durchaus Fortschritte gemacht.

Die Stille, die öfters *nach* dem Tanzen eintritt, wird für den Ausführenden plötzlich wertvoller sein. Wie aber kann er im Bhakti diese Stille bewußt vertiefen? Etwa durch noch hingebungsvolleres Singen, Musizieren oder Tanzen? Doch sicher nicht. Um es kurz zu machen, die bewußt herbeigeführte Stille, sei es über Tanzen, Musizieren, Singen oder in der Savasana selbst, sind gute Anzeichen dafür, daß man in einer wirklichen Meditation gut vorankommen würde.

Mit altbewährten, klassischen Konzentrations- und Meditationsmethoden wird man die Fähigkeit erlernen, jene Konzentration der Stille zu bündeln, bewußt weiterzuführen und zu vertiefen. Singen, Musizieren und Tanzen sowie das Üben in der Savasana sind also lediglich Vorbereitung und Stimulanz der eigentlichen Meditation und nicht etwa schon die klassische Meditation selbst. Wer noch nicht gelernt hat, den Körper in sitzender oder liegender Weise still zu halten, wird beim Erlernen der wirklichen Meditation, die ja mehr Mental- als Körperkontrolle sein soll, Schwierigkeiten haben.

Die regelmäßige Praxis im Hatha-Yoga wird den an Meditation interessierten Lesern behilflich sein, aus einem unruhigen und von Hektik geplagten Körper einen empfindsamen und die Stille wahrnehmenden Körper zu machen.

Achtung:

Savasana soll im Hatha-Yoga immer nach Abschluß der Asanas und ebenso nach Abschluß der Pranayamas geübt werden.

Savasana sollten Sie immer dann einschieben, wenn Sie Unruhe oder Nervosität empfinden; z.B. wenn eine Übung Sie sehr anstrengt. Ruhen Sie also so lange im Savasana, bis sich der Herz- und Atemrhythmus normalisiert hat. Dann erst gehen Sie weiter.

Heilwirkung:

Savasana bringt das Erlebnis der Stille. Diese Totenlage führt zu einer angenehmen Tiefenentspannung.

Regelmäßiges Üben wird Schlaflosigkeit vertreiben. Savasana kann nach jeder anstrengenden körperlichen oder geistigen Arbeit praktiziert werden. Der Körper wird sich allmählich neu mit Energie aufladen können. Unruhige oder unerwünschte Gedanken werden auf ein Minimum reduziert.

Asanas aus der Bauchlage

Die Kobra-Stellung (Bhujangasana)

«Bhujanga» heißt Schlange, das heißt, bei dieser Übung nimmt der Körper die Form einer angreifenden Schlange an.

Ausführung:

1) Nehmen Sie die Bauchlage ein. Strecken Sie die Beine aus, und halten Sie die Füße nahe beieinander. Legen Sie die Handflächen nach unten in Kopfnähe auf, die Stirn stützt sich auf dem Boden auf.

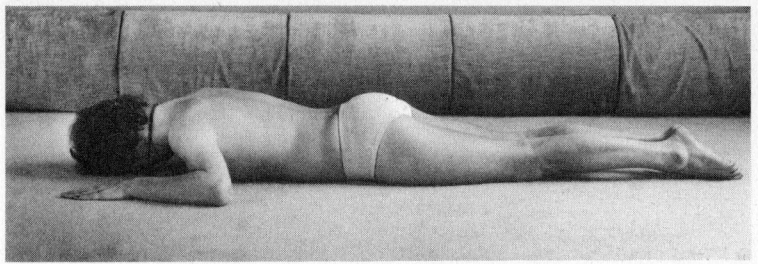

Damit der Brustkorb sich weiten kann, setzen Sie die Hände breit auseinander!

2) Atmen Sie auf ha...ha...ha... aus. Jetzt heben Sie langsam einatmend den Kopf in den Nacken und gehen höher, wobei Sie die Gesäßmuskulatur zusammenziehen. (Die Wirbelsäule erfährt vom Steißbein ausgehend bis zum Halswirbel einen Druckausgleich.) Gehen Sie weiter einatmend höher, bis die Arme durch-

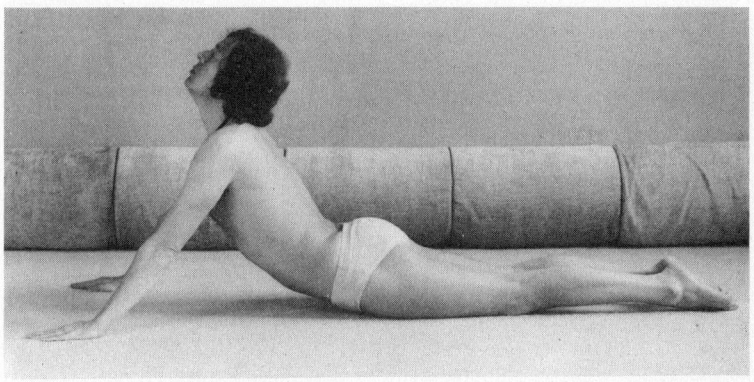

gedrückt sind. (Drücken Sie die Hüfte fest an den Boden, der Bauchnabel muß in Bodennähe sein.)

3) Jetzt 1 Sekunde den Atem anhalten.

4) Gehen Sie langsam ausatmend zurück. Der Kopf bleibt im Nakken! Versuchen Sie so wenig wie möglich mit den Armen das Zurückgehen abzufangen, sondern setzen Sie Rücken- und Bauchmuskulatur ein. Lösen Sie erst in

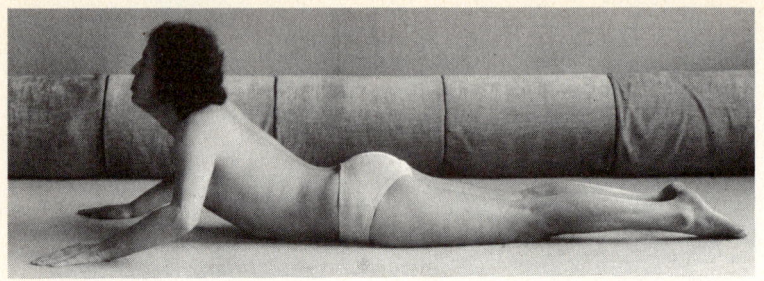

Bodennähe den Kopf vom Nakken und berühren in der Reihenfolge Kinnspitze, Nasenspitze,
Stirn die Übungsdecke.

5) Führen Sie diese Übung 2mal
aus.

Falls Sie sehr lange Arme haben, können Sie die Hände *vor dem Kopf*
aufsetzen, denn der Bauchnabel sollte nicht mehr als 3 bis 5 cm vom
Boden entfernt sein.

Wenn Sie in der Phase 3) ohne Schwierigkeiten verbleiben können,
versuchen Sie, die Hände *in Schulterhöhe* aufzusetzen, damit die Aus-
gleichsbeeinflussung zur Wirbelsäule hin verstärkt wird. Der Bauchnabel darf auch hier nicht mehr als 3 bis 5 cm vom Boden entfernt sein.

Halten Sie den Kopf, so lange wie möglich, mit leichtem Druck im
Nacken; so werden Hals- und Nackenmuskulatur sowie die ins Gehirn
einstrahlenden Nervenstränge positiv beeinflußt.

Achtung:

Versuchen Sie, nicht nur mit Hilfe der Armkraft die Kobra-Stellung zu
erreichen. Die Arme unterstützen nur den Vorgang der Streckung nach
oben. Sie müssen beim Hochgehen in die Streckung vor allem das Gefühl einer angenehmen Rücken- und Bauchmuskulaturspannung haben und auch beim Hinuntergehen die Arme entlasten, indem Sie fühlbar Rücken- und Bauchmuskulatur mitarbeiten lassen.

Es ist wichtig, daß die Wirbelsäule bei dieser Übung vom Steißbein
bis zum Halswirbel einen Druckausgleich erfährt. Sollte der Druckausgleich oder die Spannung in die Arme übergehen, liegt eine Überstrek-
kung vor, und es ist besser, die Arme nicht ganz durchzudrücken.

Heilwirkung:

Menschen, die Schwierigkeiten haben, sich durchzusetzen, sollten diese Übung verinnerlichen. Sie trägt die Kraft des gesunden Widerstandes in sich. Die Gesamtwirbelsäule wird gekräftigt, besonders die Steißbein- und Kreuzbeingegend. Der Rücken bleibt geschmeidig, der Brustkorb wird gedehnt und die Bauch-, Rücken- und Brustmuskulatur gestärkt. Die Unterfunktion der Schilddrüse wird günstig beeinflußt. Die Nieren werden durch vermehrte Durchblutung gepflegt. Potenzstörungen können behoben werden. Die Bandscheiben werden korrigiert. Der Hexenschuß wird gelindert. Die Kapazität, Pranayamas zu üben, wird erhöht.

Die Heuschrecken-Stellung (Salabhasana)

«Salabha» heißt Heuschrecke. Sie erinnern in dieser Stellung mit dem hoch gestreckten Bein an eine Heuschrecke!

I. Variation

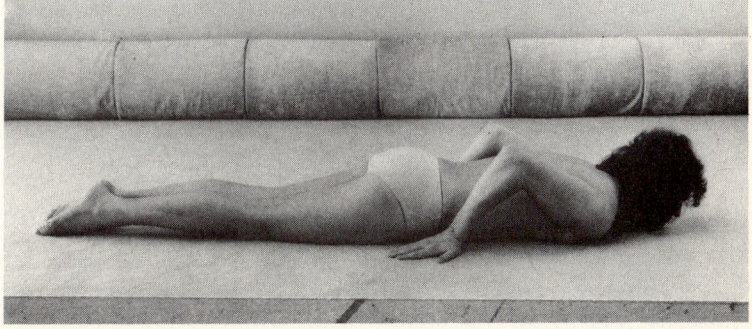

1) Sie nehmen die Bauchlage ein und stützen das Kinn auf dem Boden auf. Strecken Sie nun die Beine, und halten Sie die Füße zusammen. Setzen Sie die Hände mit nach unten gerichteten Handflächen neben der Hüfte auf, wobei die Ellbogen sich nach oben richten.

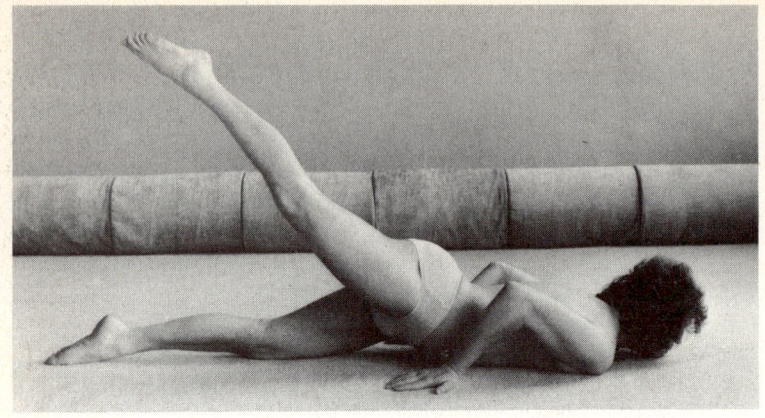

2) Atmen Sie auf ha ... ha ... ha ... aus. Jetzt nehmen Sie das gestreckte linke Bein geradlinig hoch und achten darauf, daß der Fuß gestreckt bleibt. Versuchen Sie, nicht seitlich abzukippen!

3) Halten Sie 1 Sekunde den Atem an.

4) Anschließend atmen Sie aus und senken langsam das gestreckte Bein.

5) Nehmen Sie 2mal das linke Bein und 2mal das rechte Bein hoch. Drücken Sie das Kinn und die Hände leicht gegen den Boden, damit das Beinstrecken erleichtert wird.

II. Variation

1) Legen Sie sich genauso hin, wie in Phase 1), I. Variation beschrieben.
Sie atmen auf ha...ha...ha... aus und üben wie folgt weiter:

2) Versuchen Sie, mit der Einatmung Kopf, Oberkörper, beide Arme und beide Beine langsam und gleichmäßig hochzuheben.

3) Halten Sie den Atem 1 Sekunde an.

4) Gehen Sie mit der Ausatmung langsam auflösend in die Ausgangsposition zurück.

5) Üben Sie diese Variation 2mal.

94

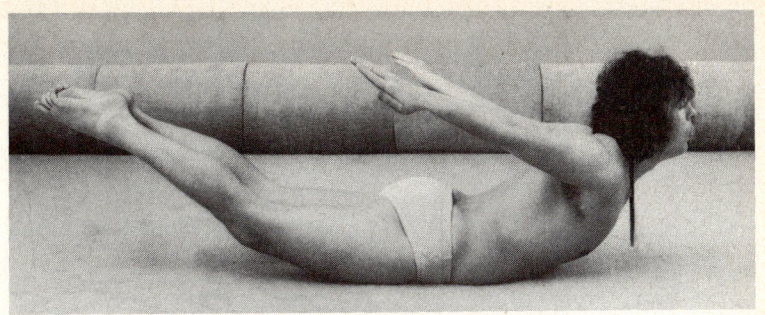

Achtung:

Gehen Sie nicht hart und schnell in die Streckung, sondern versuchen Sie behutsam, Ihre individuelle Streckgrenze zu finden.

Leiten Sie die Aufmerksamkeit, das Bewußtsein bei dieser Übung allmählich in den Bauchraum, hin zum Solar Plexus.

Heilwirkung:

Die Bauch- und die Rückenmuskulatur wird gestärkt.

Die Hüftpartie wird fest und kräftiger. Die Übung hilft bei Verstopfung und Blähungen. Die Nieren werden aktiviert, und die Adrenaldrüsentätigkeit wird angeregt. Die Wirbelsäule bleibt geschmeidig, die Bandscheiben werden korrigiert.

Die Krokodil-Stellung (Makarasana)

«Makarasa» heißt Krokodil; Makarasana ähnelt in der Ausführung der Heuschrecken-Stellung.

Ausführung:

1) Nehmen Sie bitte die Bauchlage ein, und stützen Sie die Stirn auf dem Boden auf. Sie falten die Hände um den Hinterkopf und setzen die Ellbogen entspannt auf der Übungsdecke auf. Halten Sie die Beine gestreckt und die Füße zusammen.

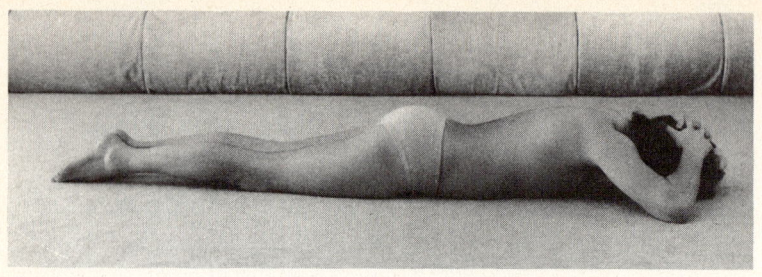

2) Atmen Sie erst mal vollständig auf ha…ha…ha… aus. Dann heben Sie mit der Einatmung Kopf, Oberkörper und Beine allmählich hoch. (Die Hände bleiben um den Hinterkopf gefaltet, Füße bleiben zusammen.) Richten Sie die Ellbogen gleichmäßig hoch.

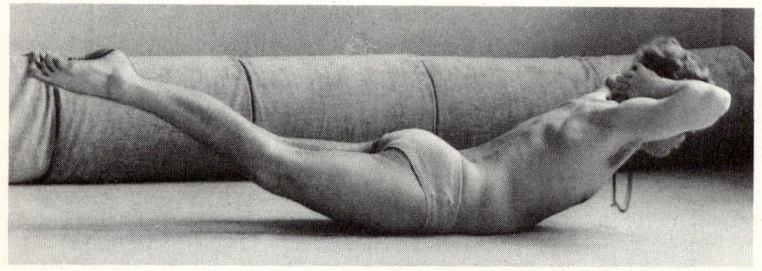

3) Halten Sie in dieser dynamischen Phase den Atem 1 Sekunde an.

4) Gehen Sie gleichmäßig und langsam ausatmend in die Ausgangsposition zurück. Stirn und Füße berühren zur gleichen Zeit die Decke.

5) Üben Sie diese Stellung 2mal.

Achtung:

Bitte gehen Sie nicht ruckartig vor!

Leben Sie sich mit Bewußtsein in den Bauchraum ein. Dorthin lenken Sie die Aufmerksamkeit während der Übung.

Wenn sich auch die Krokodil- und die Heuschrecken-Stellung (II. Variation) optisch ähneln, so lösen kleine Veränderungen, wie z. B. die Handhaltung, eine anders geartete Aktivierung aus.

Heilwirkung:

Wie bei der Heuschrecken-Stellung (Salabhasana). Das Gefühl der zunehmenden Körperwärme wird hier noch intensiviert.

Die Ellbogenschraube (Kurparavartasana)

«Kurpara» heißt der Ellbogen, «Avarta» das Drehen. Die Ellbogen sollen fest am Boden gehalten werden. Der Körper wird von den Ellbogen und Schultern ausgehend mit einer Drehbewegung «geschraubt».

Ausführung:

1) Sie nehmen die Bauchlage ein und stützen die Ellbogen fast senkrecht auf.
Legen Sie das Gesicht in die geöffneten Hände. Sie strecken Beine und Füße aus und halten die Füße zusammen. In dieser Lage atmen Sie erst einmal ein.

2) Sie atmen jetzt langsam aus und schwenken zugleich im Zeitlupentempo das rechte Bein über das linke hinweg. (Das Bein nicht allzu hoch nehmen! Beachten Sie Ihre Streckgrenze.) Senken Sie den rechten Fuß, und setzen Sie die Zehen auf.

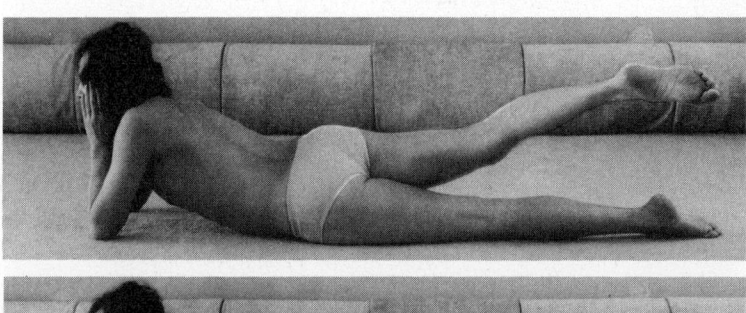

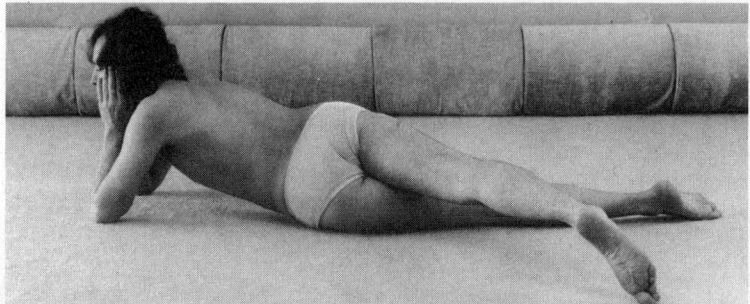

3) Halten Sie 1 Sekunde den
Atem an.

5) Schwenken Sie 2mal nach links
und 2mal nach rechts.

4) Jetzt führen Sie, ganz langsam
einatmend, das Bein in die Ausgangsposition zurück.

Achtung:

Achten Sie darauf, daß Sie nicht mit den Ellbogen abrutschen. Halten
Sie die Ellbogen fest am Boden.

Der Kopf bleibt in den Händen und sollte beim Schwenken nicht zur
Seite gedreht werden.

Heilwirkung:

Der ganze Unterleib, besonders die Schambeingegend und die Unter-
leibsorgane, wird vermehrt durchblutet. Die Wirbelsäule wird geschmeidig, die Bauchmuskulatur gestärkt.

Asana aus der Rückenlage

Die Knie-Kuß-Stellung (liegend), (Paschimottanasana)

«Paschima» kann man im Sinne «die Rückseite betreffend» wiederge-
ben, «ottan» heißt dynamisch strecken. In der Knie-Kuß-Stellung werden u. a. Bein-, Bauch- und Armmuskulatur positiv beeinflußt, jedoch
der Schwerpunkt in dieser Übung liegt in der dynamischen Streckung der
«Körperrückseite». So werden Nacken, Gesamtrücken und Gesäß zugleich über spannende, ziehende und streckende Bewegungen optimal
beansprucht. Diese Übung ist wegen ihres Heileffekts besonders zu empfehlen.

Ausführung:

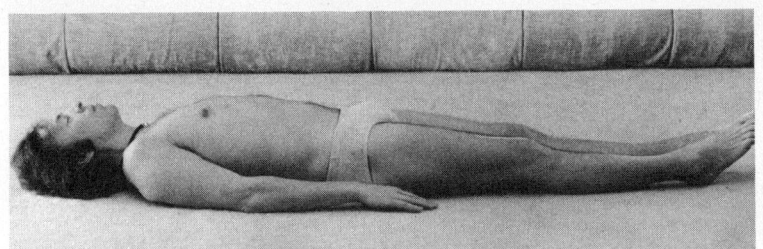

1) Sie nehmen die Rückenlage ein, legen die Arme parallel zum Körper auf und richten Hände und Handflächen nach unten. Halten Sie die Füße zusammen. Atmen Sie auf ha ... ha ... ha ... aus.

2) Jetzt atmen Sie ein und richten Ihren Körper auf, erst den Kopf, dann den Oberkörper, bis Sie aufrecht sitzen und die Einatmung beendet ist. Versuchen Sie, im Zeitlupentempo zu üben!

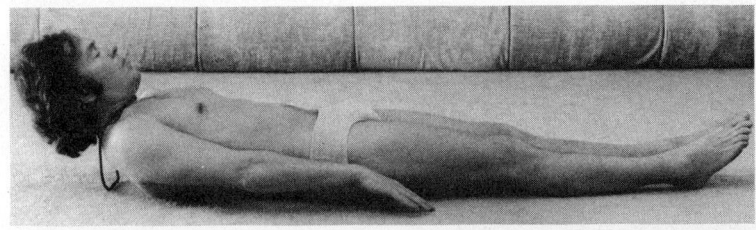

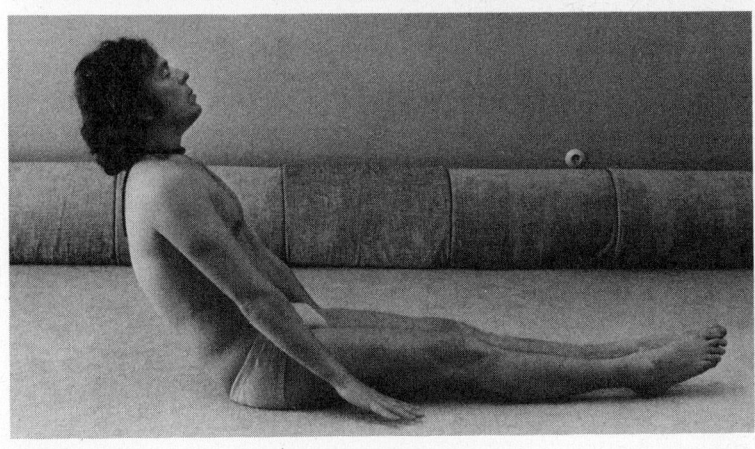

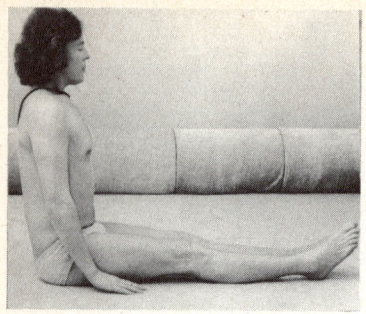

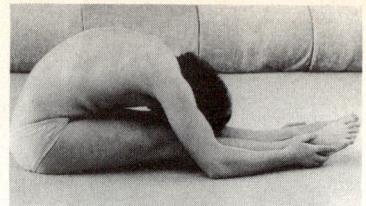

lenke oder Waden, je nachdem.
Verbleiben Sie 1 Sekunde in der
dynamischen Streckung.

3) Strecken Sie sich ausatmend
nach vorne. Bewegen Sie die Stirn
in Richtung Beine. Die Hände umfassen dabei Fußspitzen, Fußge-

4) Gehen Sie einatmend zur Sitzposition zurück.

5) Rollen Sie danach, so langsam
Sie nur können, ausatmend, Wirbel um Wirbel Ihrer Wirbelsäule
ab, bis als letztes der Hinterkopf
den Boden berührt. Lernen Sie
sich kennen als ein Wesen mit einer Wirbelsäule. Versuchen Sie,
jeden einzelnen Wirbelkörper
beim Abrollen zu erfahren.

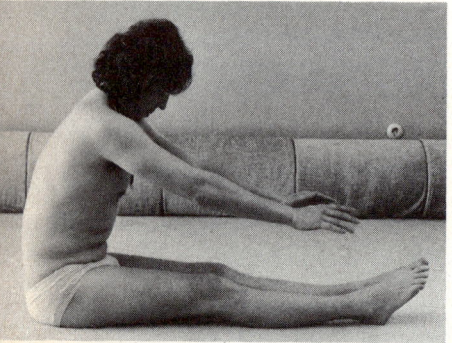

6) Üben Sie 2mal.

Achtung:

Zerstören Sie diese Übung nicht durch Schnelligkeit, Hektik oder Wippen. Erarbeiten Sie sich einen harmonischen Bewegungsablauf! Haben
Sie Geduld!

   Die Streckung nach vorn wird sich verbessern; bleiben Sie anfangs
bei Ihrer individuell ermittelten Streckgrenze.

   Die Füße sind während der ganzen Übung zusammen zu halten. In
der dynamischen Phase können die Füße aufgerichtet oder nach vorn
ausgestreckt werden, sollten aber nicht seitlich gehalten werden.

Heilwirkung:

Die Verinnerlichung dieser Stellung, besonders in der dynamischen Phase 3), kann einen übertriebenen Geschlechtstrieb kurieren helfen; deshalb wird diese Übung auch *Brahmacharyasana* genannt. Ein Brahmachari ist ein Yogaübender, der sich mit der Kontrolle der körperlichen Liebe befaßt. Die Kontrolle ist dreifach: 1. sollte der Übende versuchen, eine Kontrolle über die Übungen selbst zu gewinnen. 2. sollte er nichts dieser Kontrolle Widersprechendes behaupten, und 3. sollte der Kontrollwunsch auch in der gedanklichen Vorstellung aufrechterhalten werden. Die Bauch-, Bein- und Rückenmuskulatur wird gestärkt. Die Bauchorgane werden besonders während der dynamischen Phase massiert.

Wer diese Stellung regelmäßig praktiziert, hält seine Leber, Milz und Nieren gesund.

Die Verdauung wird angeregt, die Wirbelsäule wird gestärkt. Die Potenz kann reguliert werden.

Asanas aus der Standposition

Die Dreiecks-Stellung (Uttihita Trikonasana)

«Trikona» heißt Dreieck, «Uttihita» ausweiten.

I. Variation

1) Stellen Sie sich bitte hin. Vergessen Sie nicht, auf eine gerade Kopf- und Wirbelsäulenhaltung zu achten. Setzen Sie die Füße weit auseinander.
Sie können frei einatmen und die Yogiatmung anwenden. Während der Einatmung (Bauch-, Brust- und obere Atmung) heben Sie allmählich die Handflächen und gestreckten Arme seitlich bis in Schulterhöhe hoch.

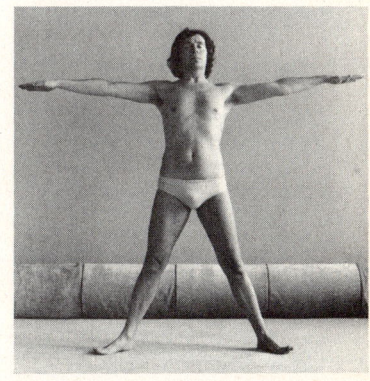

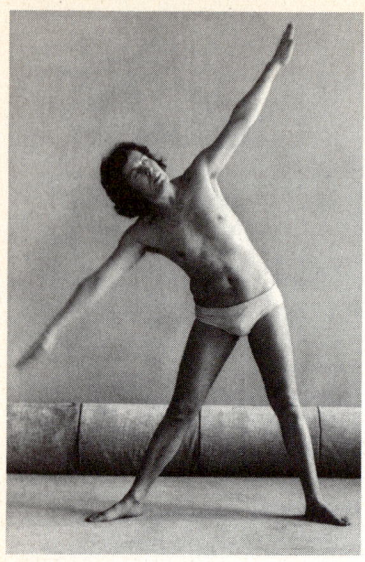 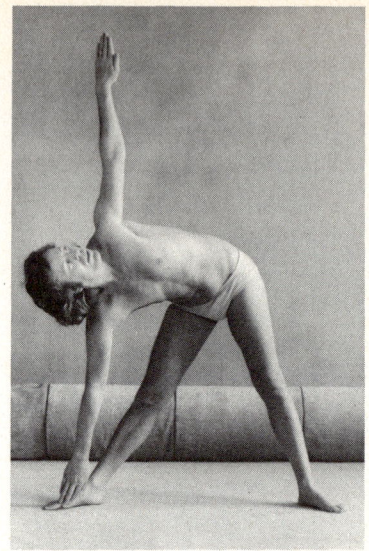

2) Beugen Sie langsam ausatmend den Rumpf etwas nach rechts vornüber, bis die Finger der rechten Hand die rechte Wade, das rechte Fußgelenk oder die rechte Fußspitze berühren, je nachdem, wo Ihre individuelle Streckgrenze liegt.

3) Verbleiben Sie 1 Sekunde in dieser Position.

4) Gehen Sie langsam einatmend in die Ausgangsposition zurück.

5) Üben Sie 2mal nach rechts und 2mal nach links.

Achtung:

Richten Sie Ihren Blick hoch zum aufgerichteten Arm hin! Dasselbe gilt auch für die II. Variation.

II. Variation: Die umgekehrte Dreiecks-Stellung
(Parivrtta Trikonasana)

«Parivrtta» heißt umgekehrt.

Ausführung:

1) Folgen Sie genau den Anweisungen der I. Variation, Phase 1.

2) Jetzt aber berühren Sie mit den Fingerspitzen der rechten Hand die Fußspitzen des linken Fußes.

3) Gehen Sie langsam ausatmend in die Ausgangsposition zurück.

4) Üben Sie 2mal nach links und 2mal nach rechts.

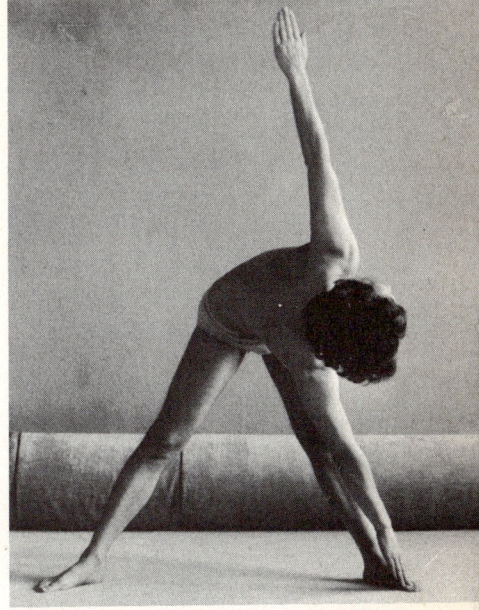

Die Ziffer 3, so auch das Dreieck, spielt in der geistigen Symbolik eine bedeutende Rolle, so z. B. als Gottvater-Sohn- und Heiliger Geist-Harmonie. Im Yoga bringt die Harmonie des Menschen mit den inneren drei Hauptnadis (inneren Nervenkanälen) Ida, Pingala und Susumna die absolute psychische Kontrolle. Die Dreiecks-Stellung zu praktizieren und zu verinnerlichen heißt, den Zusammenklang von diesen drei Nadis auch körperlich darzustellen. So ist die psychisch starke Wirkung dieser Übung zu erklären.

Heilwirkung:

Gegen Rückenschmerzen, Halsschmerzen, leichten Schnupfen und leichte Grippe. Bein-, Hüft- und Rückenpflege. Der Brustkorb wird entwickelt, die Wirbelsäule gestärkt.

Der dynamische Streck (Parsvottanasana)

«Parsva» heißt Körperseite und «ottan» dynamisch strecken.

I. Variation: nach vorn

1) Stellen Sie sich bitte hin, und setzen Sie die Füße weit auseinander. Achten Sie auf eine gerade Kopf- und Wirbelsäulenhaltung. Mit der Yogiatmung einatmend heben Sie die Arme nach vorne hin hoch. Öffnen Sie dabei die Arme, so daß der Brustkorb sich weiten kann!

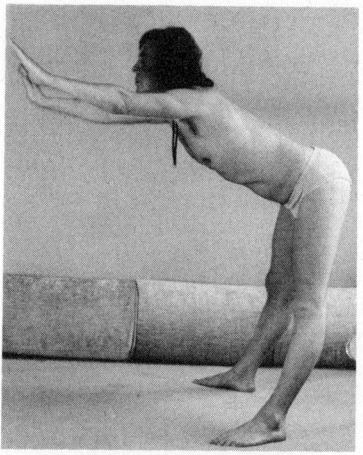

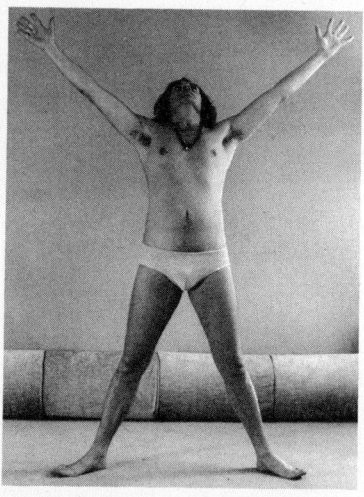

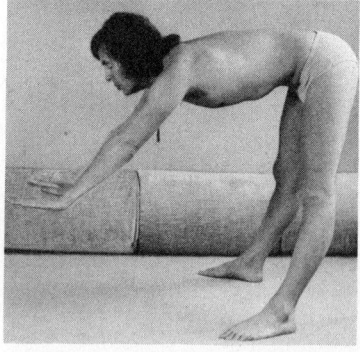

Beim Strecken des Oberkörpers und der Arme beugen Sie den Körper etwas nach hinten.

2) Gehen Sie jetzt langsam ausatmend nach vorn in die Streckung,

den Kopf dabei leicht im Nacken haltend. Gehen Sie weiter streckend nach vorn, Arme und Wirbelsäule dynamisch in «die Streckung geben». (Sie müssen das Ge-

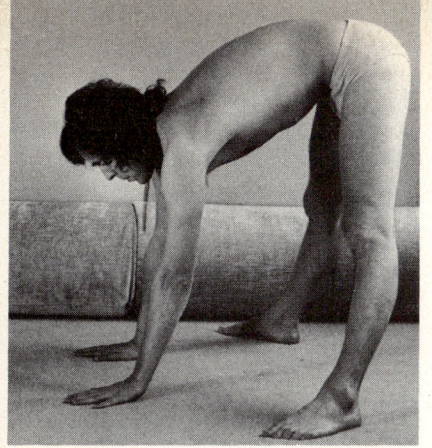

den Händen den Boden zu berühren. Falls das nicht gelingt, legen Sie die Hände einfach an den Beinen an.

3) Verbleiben Sie 1 Sekunde in der Vollstreckung. Lösen Sie dabei die Muskeln etwas in der Spannung, der Kopf bleibt leicht im Nacken.

4) Gehen Sie einatmend langsam zurück. Der Kopf bleibt leicht im Nacken. Alle Muskeln sind in einer mäßigen Spannung. In der Ausgangsposition angelangt, senken Sie, auf ha... ha... ha... ausatmend, die Arme. Bleiben Sie ganz gelöst ein paar Sekunden so stehen.

fühl haben, daß alle Muskeln, von den Füßen bis zum Nacken hin, angespannt sind.) Ja, beziehen Sie auch die Beine mit ein. Lernen Sie, die Kniescheiben leicht hochzuziehen, so bleiben die Beine in der Stellung akkurat, und die «weichen Knie» verschwinden. Versuchen Sie, mit

5) Üben Sie 2mal.

Achtung:

Lernen Sie, ganz langsam im harmonischen Bewegungsablauf nach vorn und auch wieder zurück zu gehen. Der Kreislauf wird angeregt, wenn Sie diesen Streck ohne Ruck und hektisches Absetzen üben können. Übertragen Sie das Körpergewicht nicht auf die Hände, sondern auf die Füße.

Der Kopf bleibt sowohl beim Nach-vorne-Gehen als auch beim Zurückgehen leicht im Nacken, damit der Blutandrang zu den Augen und Ohren hin gemildert wird.

Heilwirkung:

Bei diesem Streck wird der Gleichgewichtsinn entwickelt, die Körperkontrolle erhöht. Die Muskeln, Sehnen und Bänder werden wohltuend beansprucht, die Durchblutung angeregt. Die Wirbelsäule wird geschmeidig.

1) Beginnen Sie mit Phase 1)
der I. Variation.

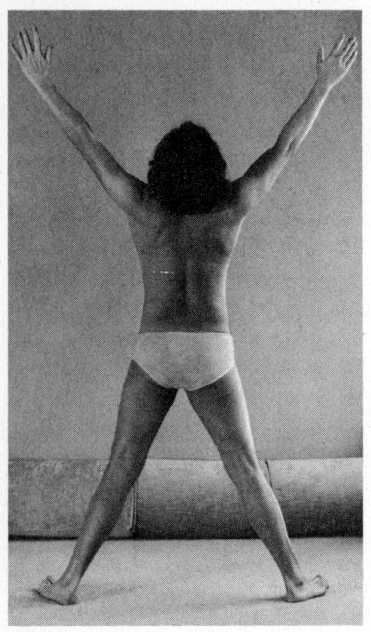

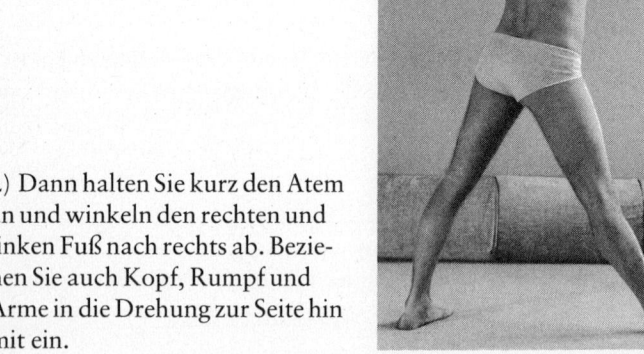

2) Dann halten Sie kurz den Atem
an und winkeln den rechten und
linken Fuß nach rechts ab. Beziehen Sie auch Kopf, Rumpf und
Arme in die Drehung zur Seite hin
mit ein.

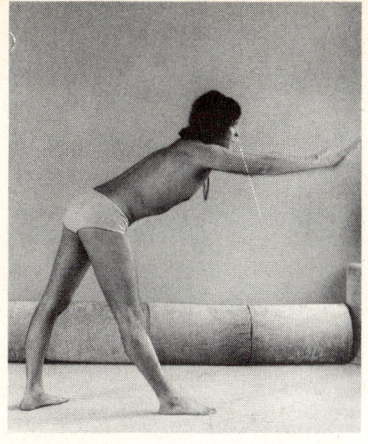

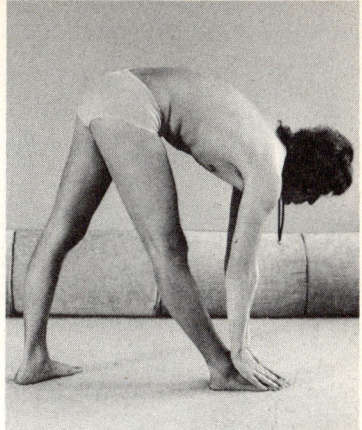

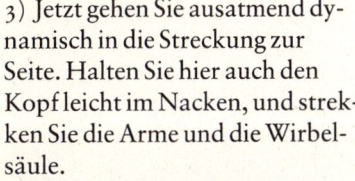

3) Jetzt gehen Sie ausatmend dynamisch in die Streckung zur Seite. Halten Sie hier auch den Kopf leicht im Nacken, und strekken Sie die Arme und die Wirbelsäule.
Die Finger *beider* Hände sollen entsprechend Ihrer individuellen Streckgrenze die Fußspitze, Fußgelenke oder Waden berühren.

4) Gehen Sie einatmend in die Ausgangsposition zurück, und halten Sie kurz den Atem an. Jetzt nehmen Sie eine Körperdrehung und Fußdrehung von ca. 180° nach links vor und neigen sich ausatmend zur linken Seite.

5) Üben Sie 2mal.

Achtung:

Bei der Streckung zur Seite wird das Gewicht auf den Vorderfuß verlagert.

Heilwirkung:

Wie in der I. Variation angegeben.

Asana in rückbeugender Bewegung

Die Fisch-Stellung (Matsyasana)

«Matsya» heißt Fisch. Wer die Fisch-Stellung beherrscht, kann mühelos auf dem Wasser treiben. Der erweiterte Brustkorb in dieser Asana nimmt noch mehr Luft auf, so daß der Körper erfolgreich über Wasser gehalten werden kann. Selbstverständlich sollte die Perfektion in dieser Asana erst auf dem Boden erreicht werden, ehe man sie im Element Wasser ausprobiert.

Ausführung:

1) Sie legen sich auf den Rücken und lehnen die Hände seitlich an den Oberschenkeln an. Halten Sie die Füße zusammen und die Beine gestreckt. Atmen Sie auf ha … ha … ha … aus.

2) Jetzt drücken Sie sich einatmend, mit den Ellbogen vom Boden abstemmend, hoch.
Legen Sie dabei den Kopf in den Nacken. Der Brustkorb muß sich nach oben wölben, so daß der

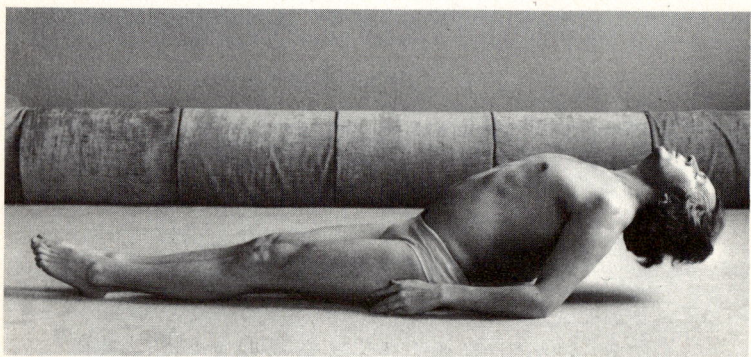

Rücken zu einem Bogen wird. Füße und Knie halten Sie zusammen.

3) Sie verstärken allmählich und behutsam den Rückenbogen und

setzen den Scheitel des Kopfes auf den Boden auf.
Die Hände können Sie nun über der Brust falten.

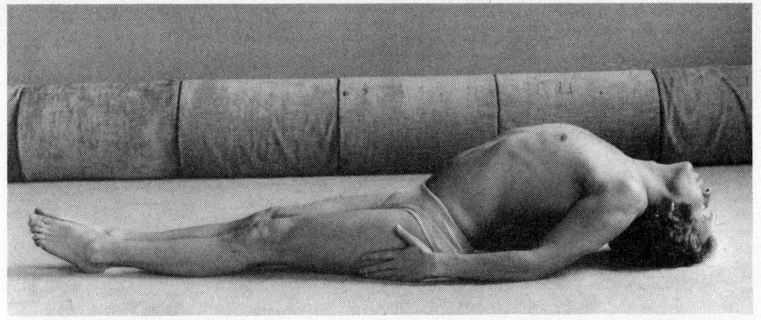

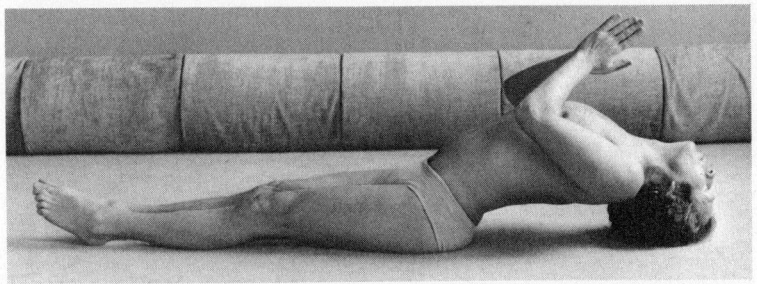

4) Verbleiben Sie 1 Sekunde in der dynamischen Phase.

5) Lösen Sie ausatmend die Stel-lung ganz allmählich, indem Sie die Ellbogen zu Hilfe nehmen, bis Sie wieder die Ausgangsposition erreicht haben.

Heilwirkung:

Die Wirbelsäule wird in dieser Asana nach hinten gebeugt und so, auch in dieser ungewohnten Richtung, geschmeidig gemacht. Fast alle rück-beugenden Asanas müssen wegen ihrer beschleunigenden Wirkung auf die Blutzirkulation extrem langsam geübt werden. Die Fisch-Stellung ist gut gegen Hexenschuß und Hämorrhoiden. Ebenso werden leichte Halsschmerzen, leichter Schnupfen, leichte Nackenverspannungen und eine sich ankündigende Grippe vertrieben. Die Rücken- und Brust-muskulatur wird gestärkt und der Brustkorbumfang erweitert.

Die Schilddrüse wird aktiviert. Der Solar-Plexus erfährt eine Bele-bung.

Asana aus der Sitzposition

Die Kopf-zum-Knie-Stellung (Janusirsasana)

«Janu» heißt Knie und «Sirsa» Kopf.

Ausführung:

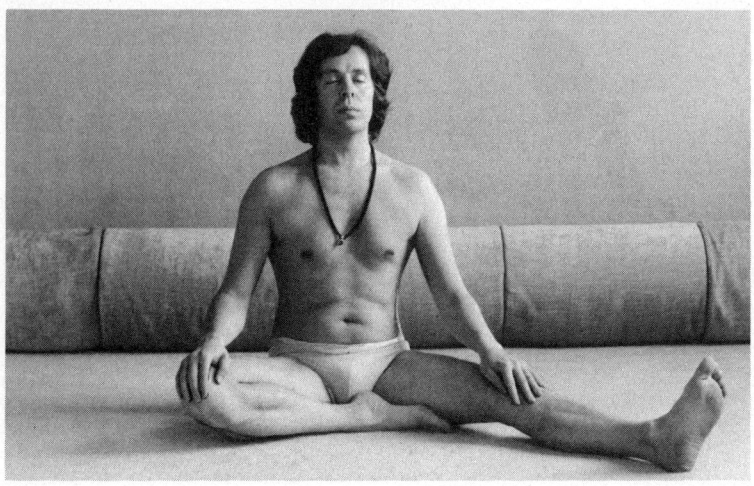

1) Setzen Sie sich bitte hin, und ziehen Sie die Ferse des rechten Fußes so weit es geht an den Unterleib heran. Strecken Sie das linke Bein zur Seite weg.
Sie legen die rechte Hand auf das rechte Knie und die linke Hand auf das linke Knie. Vergessen Sie nicht, auf eine gerade Kopf- und Wirbelsäulenhaltung zu achten. Wenn die Stellung objektiv stimmt, atmen Sie erst mal auf ha … ha … ha … aus.

Atmen Sie jetzt ein. (Sie können frei einatmen und so die Yogiatmung – Bauch-, Brust- und obere Atmung – anwenden.)

2) Atmen Sie nun aus, und bewegen Sie langsam die Stirn in Richtung linkes Bein. Ist die Vollstreckung erreicht, müssen Sie ausgeatmet sein. Umfassen Sie mit den Händen die linke Fußspitze, Fußgelenk oder Wade, je nachdem.

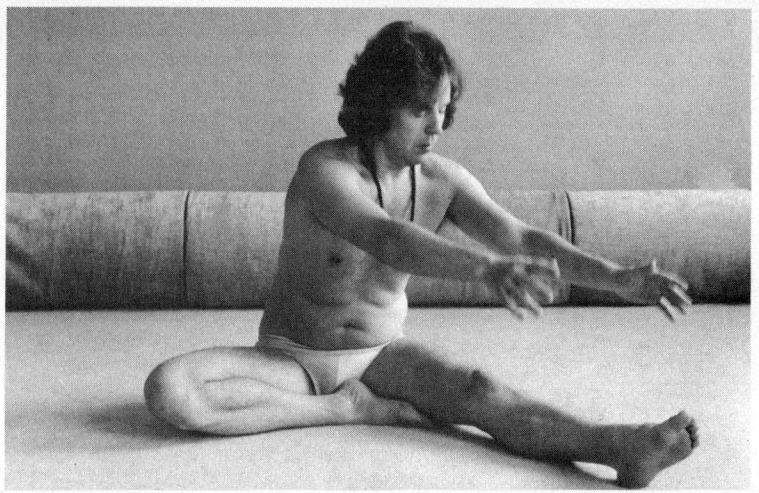

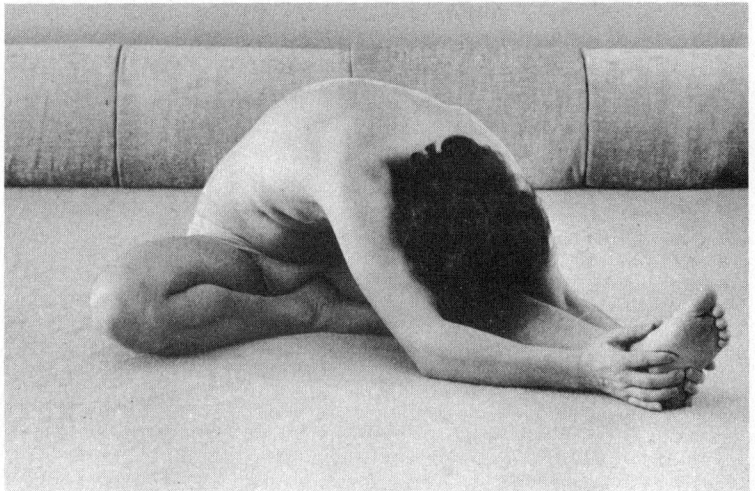

3) Verbleiben Sie 1 Sekunde.
Sie dürfen den Fuß des gestreckten Beines entweder aufrichten
oder strecken, aber niemals seitlich halten!

4) Gehen Sie, allmählich einatmend, in die Ausgangsposition
zurück, wohlgemerkt, in die aufrechte Kopf- und Wirbelsäulenhaltung.

Sie halten jetzt kurz den Atem an und führen den Wechsel aus. Sie strecken also das rechte Bein zur Seite und ziehen die Ferse des linken Fußes mit Hilfe der linken Hand so weit es geht an den Unterleib heran.

Atmen Sie abermals aus, und suchen Sie die Streckung zum rechten Bein auf.

5) Üben Sie 2mal auf jeder Seite.

Achtung:

Denken Sie an Ihre individuelle Belastbarkeitsgrenze in der Streckung. Machen Sie genau dort halt! Bei Korpulenz und/oder ungenügender Muskel-, Sehnen- und Bänderdehnung werden Sie kaum mit dem Kopf das Knie, bzw. das Bein, berühren können. Keinesfalls sollten Sie die Übung mit wippenden Streckversuchen unruhig und somit die Möglichkeit einer Energieaufladung zunichte machen.

Heilwirkung:

Die Verdauung wird günstig beeinflußt. Milz, Magen und Leber werden massiert. Die Pankreasdrüse wird aktiviert. Muskel, Sehnen und Bänder werden derart gedehnt, daß ein längeres Sitzen in einer Yogaposition leichter fallen wird.

Umgekehrte Asanas

Kopf-Stand, Kerze, Halb-Kerze und Pflug-Stellung sind *umgekehrte Stellungen*. Wenn der Mensch sitzt oder steht, gelingt es seinem Herzen, entgegen dem Gesetz der Erdanziehung, das Blut hoch ins Gehirn zu pumpen.

Wir wissen, wie wichtig für uns Menschen die Durchblutung des Gehirns ist. Das Gehirn und ebenso das Herz werden pausenlos gefordert, und unser aktives Tun ist abhängig von der Funktionsfähigkeit dieser beiden Dynamos. In den umgekehrten Stellungen wirkt die Erdanziehung entgegengesetzt. Das heißt, wenn Sie im Kopf-Stand stehen, fließt das Blut mühelos zum Gehirn, da das Gesetz der Gravitation nicht überwunden werden muß. So haben die umgekehrten Stellungen die primäre Aufgabe, das Herz zu entlasten und das Gehirn vermehrt zu durchbluten, damit die Funktionsfähigkeit erhalten und gestärkt wird.

Durch die umgekehrten Stellungen kommt es auch zur Prana-Zunahme (Lebensenergie) im Gehirn. Unmittelbar vor Konzentrations- und Meditationsübungen ist zu empfehlen, eine umgekehrte Stellung zu praktizieren. Somit kann ein Feind der Konzentration, nämlich eine *phlegmatische* Stimmung (Tamas genannt), ausgeschaltet werden.

Achtung:

Die umgekehrten Stellungen dürfen nicht bei zu hohem oder zu niedrigem Blutdruck geübt werden. Wenn sich aber der Kreislauf durch regelmäßige Körper- und Atemübungen allmählich verbessert hat, sollten die umgekehrten Stellungen in der Reihenfolge Kerze, Pflug-Stellung und Kopf-Stand erlernt werden.

Die Halb-Kerzen-Stellung (Viparita-Karani-Mudra)

«Viparita» heißt umgekehrt und «Mudra» Siegel. Der Hatha-Yoga lehrt: «Der Mensch, mit den Füßen auf der Erde, ist normalem Zerfall und Altern ausgesetzt. Kann er aber die Füße in den Himmel halten und den Kopf auf die Erde legen, wird er diesen Verfall aufhalten können.»

Die Halb-Kerzen-Stellung ist nur optisch, also von außen gesehen, eine «halbe» Übung, denn in ihrer Ausführung und Wirkung ist sie sehr gut geeignet, um geistige und körperliche Vitalität zu festigen.

Die Yogis lehren, daß sich im Normalmenschen eine *Sonnenkraft* befindet, die im Solar-Plexus (Manipura-Chakra) liegt. Dort arbeitet und verbraucht sich diese *nach unten* hin gerichtete Kraft.

Sie kann in diesem Zustand weder den normalen Verfall aufhalten, noch kann das Licht kosmischer Energiebewegung (Prana) wahrgenommen werden. Beginnt nun der Mensch sich für Yoga und Meditation zu interessieren und zu praktizieren, findet eine Umlenkung statt. Die pranischen Energien bahnen sich ihren Weg *nach oben*. Yoga ist die Kunst der Pranalenkung nach oben, und das wird erreicht sowohl über konstantes Üben wissenschaftlicher, also in ihren Heilwirkungen nachgewiesener Meditationsmethoden als auch über umgekehrte Stellungen.

Hier ist besonders Viparita-Karani-Mudra hervorzuheben. Ein übertriebenes Abfließen der Energiebewegung nach unten, ausgelöst z. B. durch ein starkes Verlangen nach Sex oder Essgier, kann bekämpft oder aufgefangen werden.

Der Yogaübende muß seine Sonnenkraft des Solar-Plexus auf den rechten Platz rücken. Der rechte Platz ist das *Gehirnzentrum.* So wird der Mond, der dort einen unrechtmäßigen Platz eingenommen hat, den Ort verlassen und zu seinem richtigen Platz, dem Solar-Plexus, zurückkehren.

Man sollte diesen Vorgang auch symbolisch sehen, aber in der Grundtendenz, der Umlenkung der pranischen Energien nach oben, ist er für den fortgeschrittenen Meditierenden eine *fühlbare Wirklichkeit.* Vielleicht erinnern Sie sich: Yoga heißt Plus.

Die Mutter Erde hat eine negative Strahlung, der Kosmos oder Weltraum dagegen eine positive.

Der Kosmos strahlt andauernd positive Schwingungen zu uns Menschen herab. Doch warum können nicht alle diese Strahlung empfangen? Sie kennen die Gesetzmäßigkeiten nicht, die ihnen den Empfang ermöglichen. Yoga ist die Lehre der alten indischen Rishis und Weisen, die man ohne Übertreibung als wissenschaftlich bezeichnen kann, da sie die Energiegesetze des Kosmos lehrt.

In den umgekehrten Stellungen kann der Übende eine direkte *positive* Einstrahlung vom Kopf in den Körper erfahren. Auch wenn diese Einstrahlung nicht gleich *fühlbar* stattfindet, wirkt sie auf ihre Art und Weise, eben unbewußt. Haben Sie Geduld. Ich kenne in Indien einen Hatha-Yogi, der seine eigentliche Meditation mit einer 15 bis 20 Minuten dauernden Halb-Kerze vorbereitet. Er ist nach dieser Übung so stimuliert, daß er in der nachfolgenden Sitzposition nicht lange braucht, um eine tiefe Meditation zu erreichen. Diese «Viparita-Karani-Mudra» ist eine Übung, die das *Licht geistiger Freude* anregt. Diese geistige Freude geht Hand in Hand mit der Entwicklung eines frischen, vitalen und jugendlichen Körpers.

«Mudra» heißt Siegel. Siegel können aufgebrochen werden. Brechen Sie das Siegel von Viparita-Karani-Mudra durch ständiges Üben.

Falls Sie während oder besonders nach der Halb-Kerzen-Stellung, wenn Sie in Körperstille daliegen, so etwas wie Freude und Frieden empfinden, können Sie sicher sein, daß Sie einen Schritt weitergekommen sind. Das allmähliche Aufbrechen der Mudras (Siegel) äußert sich im Zunehmen einer inneren Freude. Ich wünsche sie Ihnen von Herzen!

Ausführung:

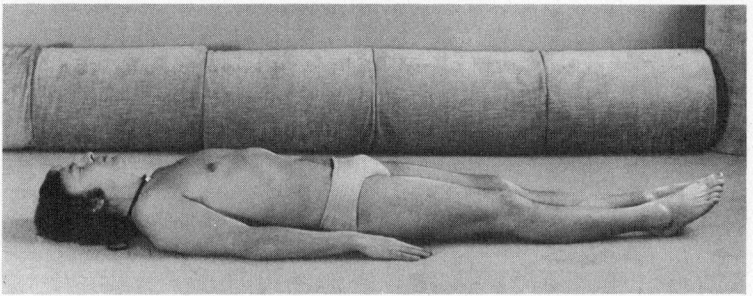

1) Nehmen Sie die Rückenlage ein, und halten Sie die Arme parallel zum Körper.

Halten Sie die Beine gestreckt und die Füße zusammen.

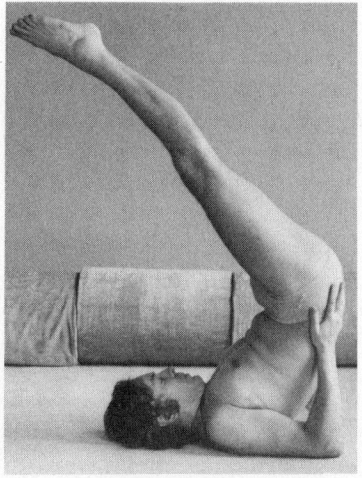

2) Heben Sie langsam mit der Einatmung die Beine hoch. Achten Sie darauf, die Füße gestreckt und zusammen zu halten.
Senken Sie die Füße etwas über dem Kopf.
Unterstützen Sie die Hüfte mit den Händen, damit die Haltung fest und angenehm wird.
Verbleiben Sie so, ruhig und natürlich atmend.

3) Gehen Sie langsam zurück, wie in der Kerze, Phase 7, beschrieben.

4) Üben Sie 2mal.

Achtung:

Wenn Sie sicher und fest auf den Schultern stehen können, sollten Sie die Zunge leicht an den Gaumen legen (Nabho-Mudra). Das vertieft die Atmung und erhöht den Konzentrationseffekt dieser Übung.

Versuchen Sie auch hier, immer besser auf den Schultern zu stehen. Bringen Sie das Kinn immer näher an das Brustbein (Sternum). Auch hier die individuelle Streckgrenze beachten.

Verbleiben Sie anfangs wenige Sekunden in Phase 2, danach steigern Sie allmählich bis auf 3 Minuten. Wenn Sie mit dieser Übung Monate aussetzen, müssen Sie mit wenigen Sekunden wieder anfangen.

Heilwirkung:

Die Gesichtshaut wird in der Halb-Kerze stark durchblutet und gesundet, Ihr Teint sieht rosig und gut aus. Die Falten verschwinden.

Sonstige Asanas

Die Löwen-Stellung (Simhasana)

«Simha» heißt Löwe. Weniger ihrem Aussehen nach als wegen ihres Krafteffekts wurde diese Stellung nach dem Löwen benannt. In der Löwenstellung lernen Sie, die Zunge in voller Länge herauszustrecken. Obwohl das nicht gerade schön aussieht, ist hier der Heileffekt wichtiger als die Ästhetik.

Selbst wenn Ihr Nachbar Sie in dieser Stellung antreffen und sich dann wohl etwas nachdenklich umdrehen würde, sollten Sie unverdrossen die Löwen-Stellung üben.

Wenn Sie morgens mit leichten Halsschmerzen, Husten oder Heiserkeit aufwachen, sollten sie 5- bis 6mal Simhasana üben, und Sie werden Linderung erfahren!

Menschen, die beruflich viel mit ihrer Stimme arbeiten müssen, werden von dieser Stellung profitieren können. Es gibt z.B. viele Schauspieler, Sänger und Vortragende, die diese Übung regelmäßig praktizieren.

Ausführung:

1) Setzen sie sich auf die Fersen in den Diamant-Sitz (Vajrasana), siehe Seite 124. Die Hände liegen auf den Oberschenkeln.

2) Ausnahmsweise atmen Sie durch den Mund aus. Dabei strecken Sie die Zunge so weit es geht heraus. Gleichzeitig reißen Sie die Augen nach oben blickend auf. Ebenso wird bei diesem Ausatmen der Körper, die Hände und der Kopf nach vorne gestreckt. (Achten Sie darauf, daß Sie auf den Fersen sitzen bleiben.)

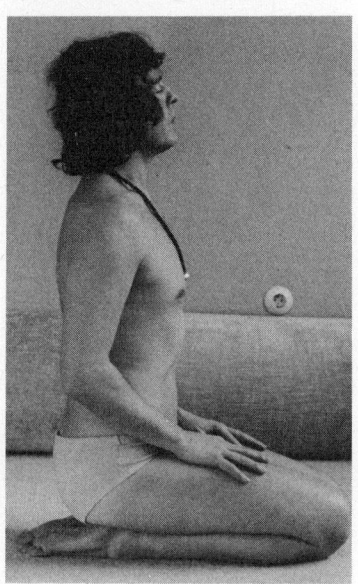

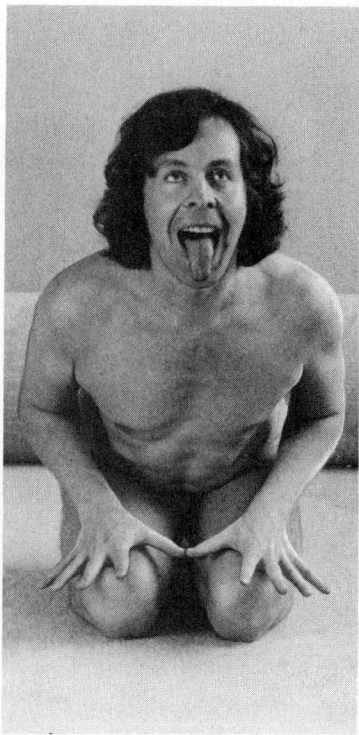

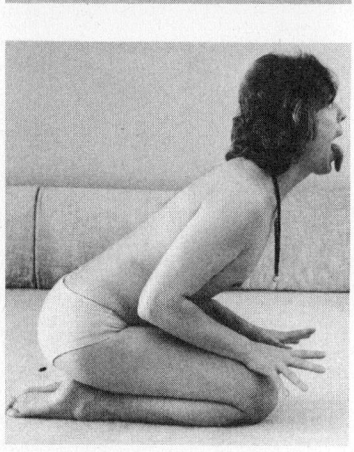

3) Verbleiben Sie 2 bis 5 Sekunden mit ausgestreckter Zunge in dieser Phase, dazu atmen Sie ruhig ein und aus, gemäß Ihrem Atembedürfnis.

4) Gehen Sie, mit der Einatmung durch die Nase sich aufrichtend, in die Ausgangsposition zurück.

5) Üben Sie 3mal.

Achtung:

Die Zunge ist auch nur ein Muskel. Entspannen Sie deshalb den Zungenmuskel ebenso wie die anderen Muskeln: Sie strecken die Zunge erst leicht, dann mittelstark, dann sehr stark, dann lösen Sie die Streckung allmählich.

Die Entwicklung und pflegende Beanspruchung der Zunge ist nicht nur von gesundheitlicher Bedeutung, sondern sie «als Sinnesorgan zu kontrollieren» ist auch Aufgabe und Ziel des fortgeschrittenen Raja-Yoga (königlicher Yoga).

Heilwirkung:

Der Hals-, Nasen- und Rachenraum wird bis zu den Ohren hin vermehrt durchblutet und somit positiv beeinflußt. Die Sehkraft kann sich stärken. Der Atem wird rein. Husten, Heiserkeit und Halsschmerzen können vorgebeugt werden oder in der Entstehungsphase beseitigt werden. Die Stimme wird angenehmer. Das Gefühl einer trockenen Kehle verschwindet. Die Stellung führt zu einem entspannten Gesichtsausdruck und glättet sogar Falten.

Die Katzen-Stellung (Marjarasana)

«Marjara» heißt Katze. Wenn Sie eine Katze beobachten, so werden Sie sehen, wie vorbildlich sie es versteht, sich zu entspannen. Jagt sie einer Maus nach, so ist sie ganz angespanntes Raubtier, doch nach dem Raubzug entspannt sie sich in ihrer unvergleichlichen Katzenart bauchatmend im Liegen. Ist die Verschnaufpause beendet, erhebt sie sich und streckt erst einmal vorbildlich ihren Körper.

Diese Streckungen der Katze werden in der Katzen-Stellung nachgeahmt. Sie wird auch Katzenbuckel oder Höcker-Stellung genannt.

Ausführung:

1) Knien Sie sich hin, und setzen Sie die Hände nach vorn auf dem Boden auf. Achten Sie darauf, daß Ihre gestreckten Arme von den Schultern *senkrecht* zum Boden führen. Halten Sie Knie und Füße geschlossen, und setzen Sie die Hände auseinander. Heben Sie den Kopf etwas an.

2) Atmen Sie auf ha ... ha ... ha ... aus.
Dann atmen Sie langsam ein, nehmen den Kopf allmählich hoch und drücken Bauch und Rücken nach unten durch.

3) Halten Sie den Atem 1 Sekunde an.

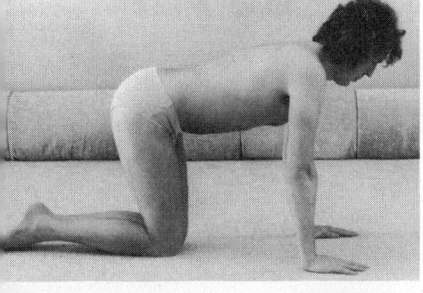

4) Gehen Sie mit der Ausatmung im Zeitlupentempo in die Gegenbewegung. Nehmen Sie den Kopf allmählich nach unten, so daß das Kinn in Brustnähe kommt. Den Rücken so nach oben durch-

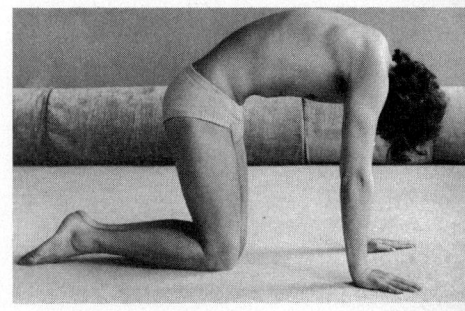

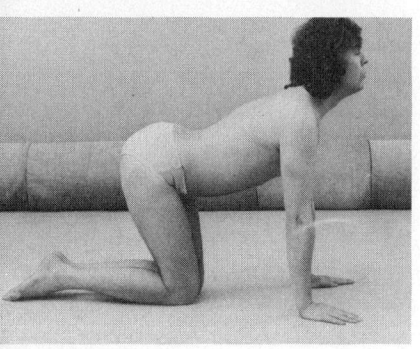

drücken, daß er die Form eines Katzenbuckels annimmt.

5) Üben sie 3mal.

Achtung:

Bewegen Sie die Hüfte nicht, und halten Sie die Arme durchgedrückt. Nur Kopf, Bauch- und Rückengegend sind in Bewegung.

Heilwirkung:

Diese Übung hat einen ausgesprochen entspannenden Einfluß. Rückenschmerzen können «wegbewegt» werden. Die Bauch- und Rückenmuskulatur wird geschmeidig gemacht und gekräftigt.

Die Kunst, auf dem Boden zu sitzen

Wer Indien oder andere ostasiatische Länder bereist hat, dem ist sicher aufgefallen, daß viele Leute, ob jung oder alt, in hockender Stellung essen, lesen, sich unterhalten oder sonstwas tun. Es ist eine gute Angewohnheit, täglich einige Zeit in dieser Hockhaltung zu verbringen, denn die peristaltische Bewegung des Darmes wird dadurch angeregt. Aber vor allen Dingen – und das sollte Sie jetzt interessieren – werden Muskeln, Sehnen, Bänder und Hüftmuskulatur derart gestreckt, daß später ein Sitzen in einer Yogaposition keine Schwierigkeiten mehr machen wird.

Viele Bewohner der westlichen Welt haben Schwierigkeiten, eine Yogaposition einzunehmen. Meist ist eine ungenügende Streckung daran schuld. Beim ersten Versuch auf dem Boden zu sitzen, werden die Knie vielleicht hoch über dem Boden bleiben. Je mehr die Knie sich dem Boden annähern, desto angenehmer wird der Yogasitz, und desto leichter können Sie eine aufrechte Kopf- und Wirbelsäulenhaltung einnehmen. Eine aufrechte Kopf- und Wirbelsäulenhaltung aber, die Sie lange beibehalten können, wird Ihnen behilflich sein, die innere Sammlung bei Pranayamas (Atemübungen), Konzentrations- und Meditationsübungen zu entdecken.

Die physischen und psychischen Kräfte in einem Menschen können sich nur in einer aufrecht gehaltenen Wirbelsäule vollends entfalten. Das Nervensystem mit seinen unzähligen Hauptnerven (727 210 210 an der Zahl, wie eine Yogasanskritschrift meint) wird oft symbolisch als Baum mit zahllosen Ästen dargestellt, wobei die Wirbelsäule den Stamm bildet.

Die gerade Wirbelsäule und die aufrechte Kopfhaltung sind mit der Yogapraxis untrennbar verbunden. Eine krumme Wirbelsäulenhaltung wird den Menschen auf lange Sicht hin gesehen allmählich unfähig machen, seine in ihm liegenden Kräfte zu mobilisieren. Betrachten Sie Ihre Wirbelsäule als Instrument des Sendens und Empfangens. Sie müssen lernen, intuitiv zu leben, also intensiv unterscheidend *empfangen*; Sie müssen aber auch lernen, sich nach außen projizieren, dem anderen mitteilen zu können, also gezielt zu *senden*.

Eine gerade Kopf- und Wirbelsäulenhaltung ist ein nicht zu unterschätzender Hilfsfaktor, mit dem Sie dem sich dauernd verändernden Leben «die Stirn bieten können».

Beobachten Sie die aufrechte Haltung dynamischer, Energieaussendender Menschen!

Zuweilen sieht man Fotos von Yogis, die nicht mit gerader Wirbelsäulen-, Kopf- oder Kniehaltung dasitzen. Ich denke da an Fotos von Yogi RamaKrishna, einem der größten und anerkanntesten Yogis, die je in Indien gelebt haben. Diese zu «bemängelnde Haltung» hat hier ganz andere Gründe. Yogi RamaKrishna hatte längst den ganzen Stufenweg des Yogas erfolgreich abgeschlossen. Er brauchte keine einzige Anweisung oder Technik mehr, um tief im Zustand des Samadhi (siehe Seite 22) zu versinken. Ob er nun die Wirbelsäule schief oder gerade hielt, war unbedeutend, denn seine Konzentration war unmittelbar da, wo er sie hinlenkte.

Doch zurück zur Kunst, auf dem Boden zu sitzen. Beim Erlernen eines schönen Yogasitzes (wie z. B. des Padmasana-Lotus, Lotussitz genannt) möchte ich vor Übertreibung warnen!

Urvater Yogi Patanjali wies ausdrücklich darauf hin, einen Sitz, eine Haltung zu finden, die «fest und angenehm» ist.

Natürlich gibt es vorbereitende, streckende Übungen, um z. B. den Padmasana-Lotus zu erreichen, die man als grob bezeichnen kann. Diese Übungen möchte ich Ihnen jedoch nicht vermitteln, da ich sie als unnatürlich ablehne. Durch regelmäßiges Üben der Asanas werden ganz automatisch Muskeln, Sehnen und Bänder, Millimeter um Millimeter, gestreckt, und die Wirbelsäule wird kräftiger. Sie werden nach und nach das Sitzen auf dem Boden als angenehm erfahren, das ist eine ganz natürliche Entwicklung.

Ich habe viele Leute kennengelernt, die unnatürliche Streckungen vornahmen, bis sie tatsächlich im ästhetischen Habitus des Padmasana-Lotus thronten. Das geschah meist mehr für andere, z. B. als lebendes Anschauungsmaterial bei einer Tasse Tee und Gebäck, bis sie sich schließlich, den ausgeglichenen Gesichtsausdruck verlierend, aus ihrem Sitz befreien mußten, Schmerzen in den Waden, Fußgelenken oder Hüften!

Der Padmasana-Lotus ist ein ausgesprochen schöner Meditationssitz, der für die meisten Europäer aber schwer zu erreichen ist. Doch jeder Yogainteressent kann einfach auf dem Boden sitzend beginnen, in wirkungsvoller Weise Atemübungen zu praktizieren (z. B. die

Atembeobachtung, siehe S. 31). Niemand sollte sich monatelang ab-
mühen, erst eine schwierige Sitzhaltung zu entwickeln, um dann erst
mit der Entfaltung von Pranayamas zu beginnen.

Ein einfaches Hilfsmittel, um im Sitzen eine gerade Wirbelsäulen-
und Kopfhaltung zu erzielen sowie die Knie in Bodennähe zu bringen,
ist

Der Deckenrollen-Sitz

Ausführung:

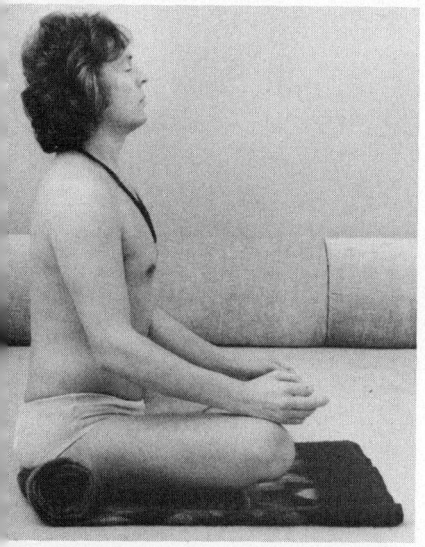

1) Falten Sie eine dicke, weiche
Decke zur Hälfte zusammen.
Jetzt fertigen Sie sich eine Dek-
kenrolle an, indem Sie die Decke
etwa halb zusammenrollen.
Sie setzen sich nun mitten auf
diese Rolle und versuchen, die ge-
forderte Wirbelsäulen- und Kopfhaltung einzunehmen.
Beine einfach überkreuzen. Sie
werden feststellen, daß die Knie
dem Boden ziemlich nahe kommen.
Dieser Sitz ist bequem, und Sie
werden nicht von störenden Mus-
kel- und Gliederschmerzen abgelenkt.

Bemerkung:

Ältere Menschen, die nur mit Mühe auf dem Boden sitzen können,
sollten sich einfach auf einen Stuhl setzen und darauf achten, sich nicht
anzulehnen und Wirbelsäule und Kopf aufrechtzuhalten. Denn: Eine
gerade Kopf- und Wirbelsäulenhaltung ist etwas, was unbedingt beibehalten werden muß!

Der Diamant-Sitz (Vajrasana)

«Vajra» drückt eine mächtige, harte und feste Beschaffenheit aus. Ein Diamant hat diese Eigenschaften und ebenso der Sitz, der fest und angenehm ist.

Ausführung:

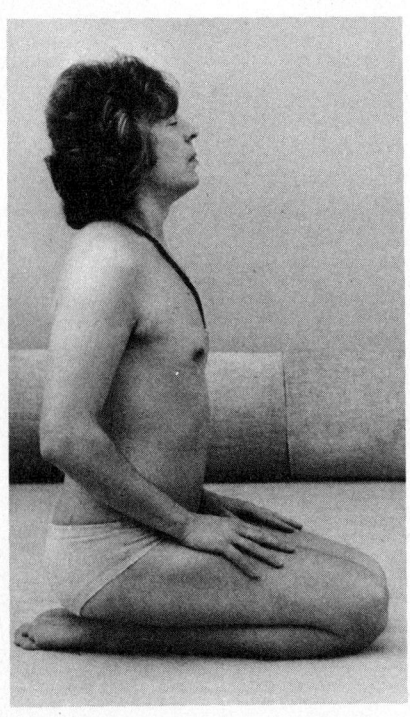 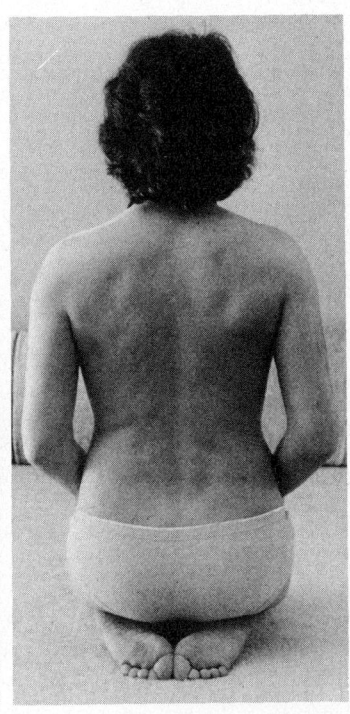

1) Setzen Sie sich auf die Fersen, die nach außen gerichtet sind. Achten Sie auf eine gerade Kopf- und Wirbelsäulenhaltung. Halten Sie die Knie zusammen. Die großen Zehen müssen sich treffen.

Legen Sie die Hände auf die Oberschenkel. Ziehen Sie die Schulterblätter ein wenig mehr zusammen. Versuchen Sie, felsenfest zu sitzen!

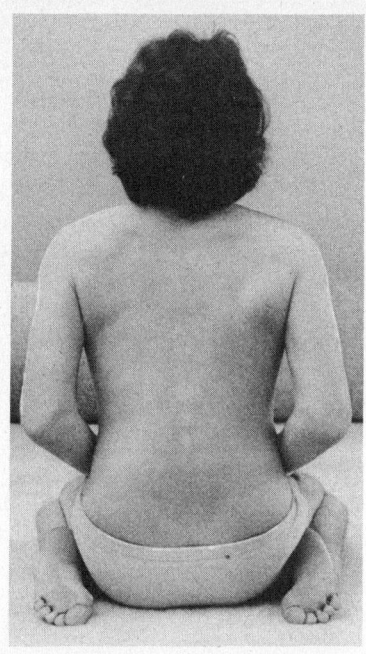

Bemerkung:

Sie können die Fersen auch weiter nach außen richten, so weit, bis Sie zwischen den Fersen auf dem Boden sitzen. Bei regelmäßiger Übung wird Ihnen das bald gelingen, und die Beine werden entlastet.

Achtung:

Falls Sie schwache Fußgelenke haben, falten Sie eine Decke um die Füße! Halten Sie keine unnötigen Schmerzen aus! Normalerweise sollten Sie nach einer Vollmahlzeit kein Yoga praktizieren, sondern 2 bis 3 Stunden warten.

Doch im Diamant-Sitz kann man ausnahmsweise ein paar Minuten nach dem Essen verweilen, dadurch wird die Verdauung und der Stoffwechsel angeregt.

Frauen können diese Stellung als Konzentrations-Meditationssitz entwickeln. Sitzen Sie heute 1 Minute, morgen 2 Minuten – allmählich steigern.

Männer sollten diesen Sitz mit nach außen gerichteten Fersen üben und darauf achten, die Knie etwas auseinander zu halten, da sonst der Druck auf die Geschlechtsorgane die Konzentration zu sehr ablenken würde.

Heilwirkung:

Der Sitz bringt die innere Ruhe zur Entfaltung, erzieht zur aufrechten Kopf- und Wirbelsäulenhaltung. Die Verdauung und der Stoffwechsel werden günstig beeinflußt und Ischiasschmerzen gelindert.

Der Schneider-Sitz (Sukhasana)

«Sukha» heißt der Leichte, der Angenehme, das heißt, der Sukhasana ist ein leichter, angenehmer Sitz, den jeder erlernen kann.

Der Volksmund sagt Schneider-Sitz, da in dieser Haltung, zumindest in früheren Zeiten, der Schneider auf dem Tisch saß. Der Sukhasana ist ein Sitz, der auch dem steifsten Körper die notwendige Ruhe verschaffen kann.

Ausführung:

1) Setzen Sie sich hin, und strecken Sie die Beine aus. Überkreuzen Sie Füße und Beine. Greifen Sie mit der linken Hand die rechte Fußspitze und mit der rechten Hand die linke Fußspitze.

2) Ziehen Sie jetzt beide Füße näher an den Körper heran. Achten Sie darauf, die Füße nur so weit an den Körper heranzuziehen, daß Sie noch bequem sitzen können. Um den Sitz noch angenehmer zu

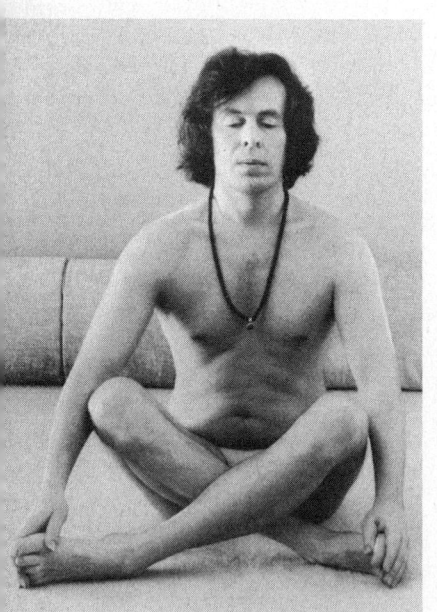 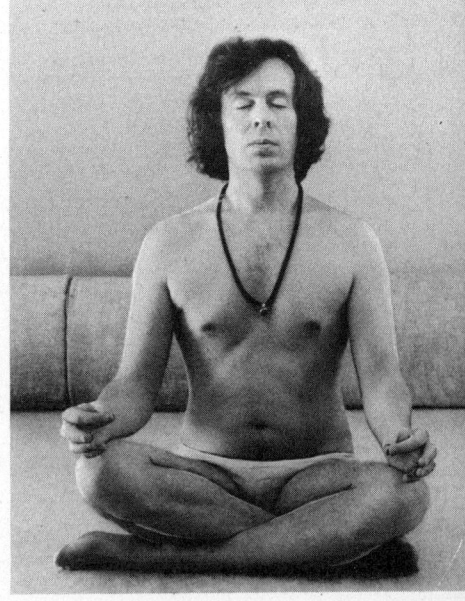

gestalten, versuchen Sie, bei gerader Wirbelsäulen- und Kopfhaltung leicht und kurz hin und her zu wippen, mit der Gewichtsverlagerung auf die rechte bzw. linke Gesäßhälfte.

Achtung:

Die Beine lassen sich unterschiedlich stark strecken bzw. heranziehen. Finden Sie an sich selber heraus, welcher Fuß oberhalb liegen soll! Entscheiden Sie Ihrem Wohlbehagen entsprechend.

Bemerkung:

Es gibt klassische Skulpturen und Abbildungen von meist alten Yogaübenden Indiens, die im Sukhasana sitzen, und zwar mit weit stärker an den Körper herangezogenen Füßen, so daß die Knie hochkommen. Sie sitzen regelrecht in einem Gürtel, der vorne die Knie umschließt (um den Druck der Beine aufzufangen) und hinten den Rücken umläuft.

Das mag Ihnen lächerlich erscheinen, aber es ist wichtiger, Konzentration über Yoga zu erlangen, als sich von einem schmerzenden Körper von der inneren Sammlung ablenken zu lassen.

Der Schuster-Sitz (Baddha-Konasana)

«Baddha» heißt hinbewegen und «Kona» Winkel. Bei dieser Übung sollen die Knie allmählich zum Boden «hinbewegt» werden. Je näher die Knie am Boden sind, desto gerader kann die Wirbelsäule gehalten werden. Wenn die Knie den Boden berührten, ständen Rumpf und Oberschenkel etwa im rechten Winkel (Kona) zueinander.

Ausführung:

1) Setzen Sie sich bitte hin. Sie beugen die Knie und legen die Fußsohlen aneinander. Falten Sie die Hände um die Füße, oder umfassen Sie die Fußgelenke. Versuchen Sie, die Wirbelsäule so gerade wie möglich zu halten.

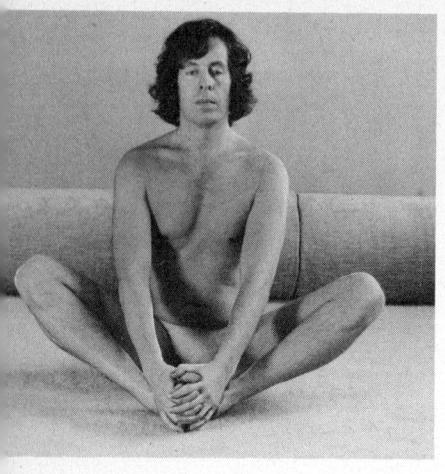 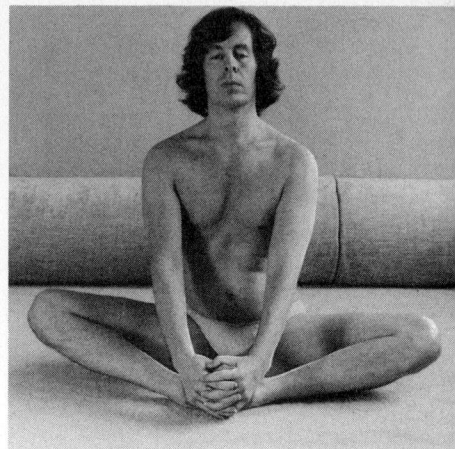

2) Drücken Sie langsam und sanft die Knie gegen den Boden. (3 bis 5 Sekunden den Druck nach unten beibehalten.) Ihr Ziel ist, mit den Knien den Boden zu berühren!

3) Lösen Sie allmählich den Druck der Knie zum Boden hin.

4) Üben Sie 3 mal täglich – je 5 mal.

Achtung:

Bitte regelmäßig und ohne Übertreibung üben. Die Knie Millimeter um Millimeter dem Boden näher bringen.

Heilwirkung:

Ober- und Innenschenkel werden gestreckt. Die Muskeln der Becken- und Kreuzgegend werden gestärkt, eine gute Vorbereitung z. B. für eine Geburt.

Die Übung lindert oder verhütet Menstruationsbeschwerden.

III. Konzentrations-
techniken

Die verfeinerte Atembeobachtung
(Sah-Ham)

«Sah-Ham» bedeutet «Ich bin ER». Das sind Laute, die unmittelbar mit der Ein- und Ausatmung zusammenhängen. Die Yogis lehren, daß der innere Laut *Sah* entsteht, wenn der Mensch einatmet; atmet er aus, dann erklingt unhörbar im Innern der Laut *Ham*. So flüstert der Mensch diese Wortformel innerhalb von einer Stunde etwa 900mal.

Der Atem erinnert mit diesem «Ich bin ER» an die Beziehung zwischen Mensch und Kosmos (Gott). Die Beziehung und Empfangsfähigkeit, die Feineinstellung zu kosmischen Energiebewegungen hin, kann wiederhergestellt werden. Sah-Ham ist ein *Mantra* (Kraftwort), durch das man nach langem Üben die –OM– Schwingung erfahren kann.

Das Üben der Atembeobachtung, wie sie in der Vollentspannungsmethode (siehe Seite 60) gelehrt wird, kann zur Entspannung der sensorischen Nerven führen. Durch das Einfügen des Mantras Sah-Ham wird die Tiefenwirkung der Atembeobachtung verstärkt.

Man sagt im Yoga, der Atem binde die Seele an den Körper. Wer lange und regelmäßig Sah-Ham übt, wird sich zeitweise aus seiner Körperumklammerung befreien können. Er wird erfahren, daß sein körpergebundenes Ichbewußtsein an Wirklichkeit verliert. Dieses etwas trügerische Bewußtsein: «Ich bin der Körper und nichts anderes» ist ein Traum, den man nicht mehr weiterträumen möchte. Durch die Fähigkeit, das Bewußtsein überall im Körper zu *lenken*, die über die Körperübungen erreicht wird, muß jetzt die Fähigkeit erlangt werden, das Bewußtsein dem Körper zu *entziehen*. Doch bitte keine Angst bei diesen Worten: Diese Fähigkeit wird physische, aber vor allen Dingen psychische Kraft wachrufen!

Im Tiefschlaf wird das Bewußtsein eines Menschen dem Körper unbewußt entzogen. In Sah-Ham versuchen Sie nun, *bewußt* zu beobachten, tiefer zu steigen und Ihre Aufmerksamkeit auf Dinge zu richten, die Sie sonst schlafend umgehen.

Sah-Ham erweckt die Konzentrationsfähigkeit, ein freudvolles und friedvolles Erlebnis von innen heraus zu erzeugen. Haben Sie also keine Angst, und üben Sie mit Geduld!

Im Yoga entfaltet sich nie etwas, das nicht Ihrem Herzenswunsch und Ihrer Reife entspräche. Herz und Hirn sind gute Partner, wenn sie zusammenarbeiten, und fachgerechter Yoga sollte diese Herz-Hirn-Verbindung schaffen.

Viele Yogapraktizierende haben von der Atembeobachtung gehört und sie auch ausgeübt, aber es sind wenige, die verstanden haben, sie *tiefenwirkend* zu entwickeln. Das Fortschreiten im Yoga, sei es in Asanas oder Pranayamas, ist stark davon abhängig, ob der Übende während des Praktizierens feine Nuancen wahrnehmen kann, sich an ihnen orientiert und somit Boden und Basis findet, um weiter fortzuschreiten.

Betrachten Sie die Atembeobachtung und besonders Sah-Ham als eine Kunst, die Sie erlernen können.

Am besten beginnen Sie ohne große Erwartungen, ganz frei und unbelastet, so können Sie schnell Übungsresultate, die in die Nähe meditativen Erlebens kommen, erzielen.

Ausführung:

1) Nehmen Sie einen Yoga-Sitz ein. Halten Sie, wie immer, Kopf und Wirbelsäule gerade. Die Hände entspannt auf die Knie auflegen.

2) Sie öffnen die Augen halb und schließen sie dann allmählich. Sammeln Sie Ihre Aufmerksamkeit im Zentrum zwischen den Augen, Ajna-Chakra, und beobachten Sie Ihren Atem.

3) Hauchen Sie mehrmals fein auf ha ... ha ... ha ... aus. Wenden Sie keine Willenskraft an, seien Sie nur Zuschauer. Kontrollieren Sie nur den Atem, indem Sie ihm einfach freien Lauf lassen. Erzwingen Sie also nicht die Ein- oder Ausatmung, und führen Sie sie nicht bewußt herbei, sondern lassen Sie den Atem fließen. Geben Sie ihm vollkommene Freiheit, und seien Sie unbedingt aufmerksamer Beobachter, indem Sie alles wahrnehmen, was der Atem unternehmen will.

4) Wenn Sie empfinden können, wie die Einatmung kommt und wie die Ausatmung geht, können Sie Sah-Ham einflechten.

5) Wenn Sie den Beginn einer *Einatmung* fühlen, fangen Sie auch innerlich an *Sah* zu sprechen, langgezogen, bis die Einatmung endet. Mit Beginn der *Ausatmung* fangen Sie innerlich an *Ham* zu sprechen, langgezogen, bis die Ausatmung endet.

Achtung:

Sprechen Sie Sah wie *Soh* aus. Das –o–, wie in bes–o–nnen, halten Sie lang an, bis die *Einatmung* sich vollzogen hat.

Dasselbe gilt für Ham, das wie *Hom* ausgesprochen wird. Das –o–, ebenso wie in bes–o–nnen, halten Sie so lange an, bis die *Aus*atmung sich vollzogen hat.

Sah-Ham (also Soh-Hom) soll innerlich, mental geflüstert werden. Weder die Zunge noch die Lippen dürfen sich bewegen!

Bei allem, was der Atem unternimmt, bleiben Sie *Zuschauer*. Geht er anfangs schnell, so soll er sich «austoben»! Beobachten Sie ihn einfach weiter, er wird allmählich zur Ruhe kommen.

Ziel der Atembeobachtung ist es, Atem*pausen* zu finden. Man kommt von selbst an einen Punkt, an dem man, nach mitutenlangem Atembeobachten, feststellt, daß die Einatmung Sah vollendet ist, der Atem aber dennoch nicht gleich hinausfließen möchte.

Es entsteht eine *natürliche produktive Pause*. Genießen Sie sie, und warten Sie, bis die Ausatmung einsetzt, die Sie mit Ham-Flüstern begleiten. Ebenso kann nach einer vollendeten Ausatmung Ham auch eine produktive Pause entstehen.

Versuchen Sie, Sah-Ham zu üben, mit dem Ziel, diese Pausen zu verwirklichen. Die Pausen werden sich verlängern, und Sie sollten Ihr Denken und Ihre Konzentration der Pause widmen. Erzwingen Sie nicht die Pause, sondern lassen Sie sie natürlich entstehen! Die Pausen sind der direkte Weg zu Ihrem inneren Kraftpol. Die Kraft, die Sie suchen, liegt nicht dort oben am Firmament. Sie liegt *in Ihnen* selber! Suchen Sie sie, und geben Sie nicht auf, bis Sie sie entdecken. Die Pause zeigt auch an, daß Herz und Atem Ruhe fanden und das Gehirn sich allmählich aufladen kann.

Die Konzentration in dieser Pause wird Sie näher an das größte aller Mantren, –OM–, bringen.

Alle Mantren haben ihre Basis im wichtigsten Mantra –OM–. So führt auch Sah-Ham allmählich zu –OM– zurück.

Lernen Sie die Kunst der Atembeobachtung, und lassen Sie sich nicht vom Schlaf verführen, der sowieso schon einen großen Teil des menschlichen Lebens besetzt.

Bleiben Sie *bewußter Zuschauer*, dann werden Ihnen freud- und friedvolle meditative Gefühle zufließen.

Diese Gefühle zu beschreiben würde ihre Wirkungskraft schmälern. Glauben Sie an sich selber, alles ist in Ihnen; Sie brauchen nur zu üben!

Sah-Ham ist eine *Hauptübung* und kann als Abschluß Ihrer Yoga-übungen praktiziert werden. Sah-Ham kann auch liegend in der Savasana (Totenlage, siehe Seite 85) geübt werden. Die Zunge bleibt am Gaumen angelegt, und Sie üben Sah-Ham. Sogar stehend kann man die Atembeobachtung Sah-Ham praktizieren. Die Ausführung in der Yoga-Sitzpose verspricht aber das schnellste Fortschreiten.

Die Atembeobachtung kann unbegrenzt lange geübt werden. Sie sollten aber mit wenigen Minuten beginnen und dann allmählich steigern.

Für den Fall, daß Sie in der Sitzposition beim Sah-Ham ermüden, Schmerzen in den Beinen oder sonstwo haben, achten Sie darauf, daß Sie die Stellung nicht abrupt lösen und damit die innere Sammlung zerstören, sondern strecken Sie langsam die Beine aus, nehmen Sie die Hände zusammen, und gehen Sie ganz langsam, die Wirbelsäule abrollend, in die Rückenlage.

Üben Sie im Liegen weiter!

Heilwirkung:

Das Herz verrichtet Schwerstarbeit. Es pumpt täglich mehr als 10 t Blut durch den Kreislauf. Das Üben von Sah-Ham beruhigt den Atem und entlastet das Herz stark. Eine Herzentlastung wiederum gibt Kräfte frei, damit das Gehirn zur Aufladung kommen kann.

Dem menschlichen Gehirn werden pausenlos Energien in Form von Muskelbewegungen, Stoffwechsel- und Kreislaufaktivitäten abverlangt, nicht zu vergessen der «Gedankenmechanismus», der ständig

Energie verbraucht. Das Gehirn ist mit einer Batterie vergleichbar, die auch schwächer werden kann.

Einem geschwächten Gehirn fehlt die Konzentrationsfähigkeit, und das kann auf die Dauer die geistig-körperliche Gesundheit beeinträchtigen. Ein großer Teil von seelischem und körperlichem Leid der Menschen ist auf einen Mangel an eigener Konzentrationsfähigkeit zurückzuführen!

OM … OM … OM –
die regenerierende Urschwingung

Ehe Sie lernen, –OM– praktisch anzuwenden, sollten Sie die Bedeutung des Wortes –OM– besser verstehen. Da –OM– vor allen Dingen eine hohe Schwingungsebene der Meditation ist, das heißt, *erlebt* werden muß, können erklärende Worte nur andeuten, was mit diesem –OM– gemeint ist.

Egal, was nun über –OM– geschrieben wird, beim ersten Überlesen wird einiges unverständlich bleiben. Es wird erst dann verständlicher, wenn der Yogaübende erfolgreich übt und nach und nach *empfindet*, daß er dieser Welt des –OM– näher gerückt ist. Dann werden ihm die Gedanken über –OM– *Motivation, Stimulanz und eine Stütze* zugleich sein, um tiefer vorzudringen.

Das Wort –OM– ist ein Mantra, und zwar nicht irgendeins unter den zigtausend existierenden, sondern das mächtigste, heilwirksamste und geheimnisvollste zugleich.

Die alten Yoga-Sanskritschriften verkünden einheitlich und eindeutig die Vorrangstelle des –OM–. Doch zunächst einmal sollte der Anfänger wissen, was ein Mantra überhaupt ist. In einem Mantra-Wort verbirgt sich eine Kraft. Durch ständiges Wiederholen des Mantras wird der Yogaübende sich dieser Kraft allmählich nähern können, bis er sie bewußt erreicht hat und somit gebrauchen kann. Für jede sich offenbarende Kraft der Erde und des ganzen Universums kann man eine Wortformel finden, die genau das Wesen dieser Kraft erzeugt.

Mantra-Yoga ist die Wissenschaft von *Laut und Vibration*. Vibrationen können heilen oder zerstören. Wie berichtet wird, zerstörten die Schallvibrationen der Trompeten von Jericho ganze Stadtmauern. Ob man die Geschichte nun glaubt oder nicht, durch neuzeitliche wissenschaftliche Untersuchungen wurde die Kraft der Vibration wiederentdeckt. Professor Gavreau aus Frankreich z. B. baute eine Maschine, die so starke Vibrationen auslöste, daß Häuser einstürzten.

Die Yoga-Mantravibrationen können heilen und friedvolle geistige Beruhigung und Freude schenken. Natürlich gibt es auch negative Mantren, die meist von Fakiren angewandt werden. Sie können verheerende Folgen anrichten, so z. B. einen Menschen apathisch und denkunfähig machen. Die Anwendung negativer Mantren fällt bereits in die Schwarze Magie.

Die Menschen, die sie anwenden können, haben eine Konzentrationsfähigkeit entwickelt, die ihnen auf der einen Seite zwar hilft, eigene egoistische Wünsche zu erfüllen, indem sie ihre Mitmenschen unnatürlich beeinflussen, auf der anderen Seite aber bleibt für sie die Tür zur höheren Yogaentwicklung verschlossen.

Die Verheißung, Kräfte über Mantras entwickeln zu können, die den Menschen in ungewöhnlicher Weise über seinen sterblichen Nächsten stellt, war schon immer irreführend. Wenn jemand ein echtes Yogainteresse hat, so soll er sich davor hüten, irgendein Mantra zu üben, das ihm schließlich eine negative Fähigkeit gibt, die letzten Endes doch nur *Ahamkara* entwickelt. Ahamkara ist der Egosinn, der sich dynamisch vertieft. So ist Ahamkara ein Feind der Meditation und aller Bemühungen im Yoga.

In der Nähe von Ayodhya, Indien, lebte vor Jahrhunderten Yogi Triloki. Er hatte einen begabten Schüler namens Ranchit, der durchaus Fortschritte in seinen Yogabemühungen machte. Doch eines Tages erzählte ihm sein Freund von einem großen Yogi im Himalaya, der einen innerhalb kurzer Zeit befähigen konnte, mit dem eigenen Körper über der Erde zu schweben (Levitation genannt).

Ranchit war von dieser Geschichte dermaßen begeistert, daß er sofort mit seinem Freund loszog, um diesen Yogi aufzusuchen. Yogi Triloki hielt Ranchit nicht zurück, bemerkte aber nur: «Ranchit, die Fähigkeit zur Meditation wird nur in ausdauernder und geduldiger Übung erreicht.»

Es vergingen etwa zehn Jahre, bis Ranchit zu seinem alten Meister Triloki zurückkehrte und stolz verkündete:

«Meister, geh mit mir zum Fluß hinunter. Ich will dir zeigen, wie ich ihn auf dem Wasser gehend überqueren kann.»

Der Meister ging mit Ranchit zum Fluß hinunter.

Nachdem Ranchit tatsächlich über den Fluß gewandelt war, winkte er auf der anderen Seite seinem Meister zu, ihm zu folgen.

Doch Yogi Triloki nahm die nahe Fähre, und der Fährmann brachte ihn bequem ans andere Ufer.

Dort angelangt, sagte er zu Ranchit:

«Armer Ranchit, siehst du nicht, daß du in Wirklichkeit in deiner Yogaentwicklung stehengeblieben bist. Da gehst du zehn Jahre weg, um dies zu lernen. Nur 30 Paisa hättest du benötigt, um diesen Fluß zu überqueren.»

Yoga ist eine Übung in Selbstlosigkeit. Wer 10 Jahre ein Mantra übt, um so eine «Show» aufführen zu können, ist keinen Schritt vorangekommen.

Doch zurück zu unserem Mantra –OM–, das im Yoga als vollkommenes Symbol der göttlichen Kraft und Ausstrahlung gilt. Wenn man versucht, die Transzendenz, das kosmische Bewußtsein, das Selbst oder Brahman, Gott, als absolutes Sein in Worten auszudrücken, so empfiehlt der Yoga die heilige Formel –OM–.

–OM– ist der Quell aller Macht, ist Musik der Seele.

Doch lassen wir die höchste Autorität im Raja-Yoga, Patanjali, selbst sprechen. So steht in der Sutra:

27) «Das IHN offenbarende Wort ist OM.»

28) «Das Repetieren von OM und das Meditieren in seiner Bedeutung ist ein Weg.»

29) «Dadurch (durch das Üben von OM) wird Innenschau (Erkenntnis) gewonnen, physische und psychische Fehler beseitigt.»

Yoga ist «in», so hört man überall. Und dieses «In-Sein» bringt leider auch Negatives. Es dringt so viel Yogawissen aus Büchern und von reisenden Yogavortragenden auf den Suchenden ein, daß man bei vielen schon Übersättigung feststellen kann.

Viele äußern dann, diese oder jene klassische Technik gibt mir nichts, dieses oder jenes Mantra kenne ich schon, und diese oder jene Übung ist mir längst bekannt.

Prüft man nun diese Äußerungen, so erfährt man zumeist, daß auf unrichtige Art und Weise und ohne Geduld und Ausdauer praktiziert wurde. Es gibt viele Menschen, die Yoga und Mantras üben, aber über die Bedeutung des Urmantras –OM– wenig wissen. Ein Mantra von seiner Vibration und Wortgewalt wird nie an Macht einbüßen, auch wenn es in manchem Yogabuch nur am Rande erwähnt wird.

–OM– ist und bleibt die *Basis aller Mantren*.

Jedes Mantra, egal wie die Wortformel lauten mag, ist eine *Neben*vibration, die in der Basisvibration –OM– geboren wurde. Vergleichbar mit einem Gong, dem man mit dem Klöppel verschiedene Lautvibrationen entlocken kann. Die verschiedenen Lautvibrationen entstehen unüberhörbar durch das Anschlagen des Klöppels an *einem* Gong. –OM– ist also der Grundbasislaut und der Wegbereiter aller Nebenlaute.

Anläßlich meines letzten Yogaaufenthaltes in Indien habe ich mich mit vielen Yogis ausgetauscht, die einheitlich die Auffassung vertraten, daß man dieses oder jenes Mantra üben kann, sozusagen als Vorbereitung, um –OM– zu erreichen. Das Beste aber wäre, direkt mit –OM– zu *beginnen*.

Das Argument, daß jeder Suchende ein Mantra brauche, das seinem Charakter, Temperament und geistigem Entwicklungsstand entspräche, verliert an Bedeutung, wenn man gleich und ohne Umwege mit –OM– beginnen würde. Der fachkundige Yogalehrer gibt zeitweise einem Schüler mit überschäumendem Temperament ein dämpfendes Mantra, dagegen einem Schüler mit phlegmatischer Veranlagung ein ankurbelndes Mantra. Der Schüler bekommt so ein spezielles Mantra, um dieser negativen Veranlagung entgegenwirken zu können, um einen ausgeglicheneren Yoga praktizieren zu können. Diese Mantras können also helfen, falls sie in richtiger Form verabreicht wurden. –OM–, und das sollten wir uns merken, hilft *auf alle Fälle*.

Die Yogis sagen, die Vibration –OM– höre sich an wie das Rauschen des Meeres oder wie das Rollen eines fernen Donners. –OM– ist ein Erlebnis, eine fühlbare, sichtbare und natürlich hörbare, tiefe Meditationsstufe. Jeder, der tief meditieren kann, empfängt automatisch den allumfassenden Laut –OM–, der sich wie Meeresrauschen anhört. Die Verbindung und das Einswerden des Meditierenden mit –OM– führt zur 8. Stufe des Patanjalis, dem Samadhi.

–OM– ist also ein Mantra, das man über Yogabemühungen verwirklichen kann.

In einer fortgeschrittenen Yogatechnik, der sogenannten OM-Technik, lernt der Übende, nach innen zu hören.

Nach langem Üben in dieser Technik ist das Unterscheidungsvermögen des Schülers derart sensibilisiert, daß er genau, an den Geräuschen des Atems, Herzschlags und Blutrauschens vorbei, *astrale Laute* empfangen kann. Diese astralen Laute sind genauso vorhanden wie der Übende selbst, der sie empfängt. Das Empfangen eines Astrallautes ist mit einem Friedenserlebnis und einem Aufladen psychischer Energien verbunden. Wenn der Übende die Fähigkeit gewonnen hat, sich auf astrale Laute zu konzentrieren, wird er schließlich –OM– *hörbar* wahrnehmen. Und er wird erkennen, daß die astralen Laute ihn, den Übenden, schließlich zu ihrem Ursprungslaut –OM– geführt haben.

Ich sehe mit Dankbarkeit, daß ich in meinen Kursen so viele verschiedene Menschen aus allen Schichten und Berufen treffe. Ich lerne an ihnen, sie lernen Yoga von mir. Ich bin in meiner Art, Yoga zu vermitteln bestimmt nicht sektiererisch, fanatisch oder abschweifend, sondern ich lege Wert darauf, wenn irgend möglich, in einer Sprache zu sprechen, die natürliche, einfache Züge trägt. Ich bin mir bewußt, daß ich bei den notwendigen Erläuterungen über Prana und –OM– nicht nur still akzeptierende Gesichter vor mir sehen werde, sondern auch kritisch ablehnende oder sogar schmunzelnde.

Worte können niemanden von Prana oder –OM– überzeugen, sie sollen nur aufmerksam machen und richtungsweisend sein.

Hat der Übende Prana oder –OM– erfahren, wird ihn niemand mehr verunsichern können, etwa, daß es Prana oder –OM– überhaupt nicht gäbe. Doch die Unsicherheit beginnt für ihn von neuem, wenn er gebeten wird, die Erfahrung von –OM– oder Prana in objektiver Form zu schildern.

Medizinisch-wissenschaftliche Untersuchungen sind bei den Asanas (Körperübungen) schon des öfteren in Indien und im Westen durchgeführt worden, mit dem Ergebnis, daß die Asanas die Gesundheit des Menschen zusehends verbessern.

Wenn auch schon Oszillogramme bei Gehirntests an Meditierenden und Mantraübenden zeigten, daß gewisse entspannende, die sogenannten Alpha-Strahlen ausgelöst werden, beweist das immer noch kein Prana. Die höheren Erlebnisstufen im Yoga, verbunden mit der Fähigkeit, Prana zu verwirklichen, können bis auf den heutigen Tag noch nicht über Apparate aufgezeichnet werden.

Die Menschheit braucht die Wissenschaft, zweifellos. Doch das Ziel eines denkenden Menschen ist es, in Frieden mit sich selbst und den anderen zu leben. Jeder Mensch hat Fähigkeiten, den tiefsten, absoluten Frieden bewußt in sich selber zu finden. Verstand, Wille und vernünftiges Analysieren mögen uns die Richtung geben, Frieden in Maßen zu finden. Doch die alten Rishis und Yogis lehren, daß höchstes

Glück und Frieden etwas ist, was *jenseits* des Verstandes und der Sinne liegt. Verstand und Sinne zu kontrollieren, lernt man vor allen Dingen im Raja-Yoga.

Ein echter Intellektueller sollte sein Wissen speichern können, um es bei jeder sich bietenden Gelegenheit abrufen zu können, eine Reflektion im gesunden Sinne. Sobald er aber sein Kopf-Wissen überbewertet, mit anderen Worten, sich damit total identifiziert, ignoriert er ein absolutes Wissen. Diese Ignoranz macht ihn gefühlsarm, und das Spektrum seiner Innenschau wird eingeengt. Er trägt förmlich sein Wissen wie ein schweres Joch. Dieses verflixte «mein Wissen» wird ihn daran hindern, höhere Yogastufen zu erreichen. Doch wenn er lernt, sein eigenes Wissen als begrenzt anzusehen, ist der erste Schritt, sich aus der oft schwer erkennbaren Umklammerung zu befreien, getan.

Man muß lernen, das eigene erlernte, erlesene Wissen im Yoga wie einen Mantel abstreifen zu können.

Nur so nähert man sich einem absoluten Wissen, einem wirklichen inneren Frieden. Man muß lernen, stillhalten zu können, um schweigen zu lernen, bis zur Erkenntnis hin, daß Schweigen im Yoga höchste Beredsamkeit bedeutet. Es gibt etwas, was uns lehren will,

was wirklicher Frieden ist,
was wirkliche Freude ist,
was wirkliches Wissen ist.

Dieses ETWAS wird nur antworten, wenn wir über Yoga gelernt haben, still zu sein, hingabevoll zu schweigen, bis der kleinste Gedanke im Unterbewußtsein seine irreführende Identität: «Ich bin doch der Wissende», aufgegeben hat. Wenn wir über Yoga dieses ETWAS für Sekunden berührt haben, werden wir wissen, in welche Richtung wir unsere Kraft sammeln wollen. Dieses ETWAS wird uns immer wieder auf unsere Füße stellen, zurück auf unsere Erde, auf der wir leben, bis wir ES mal minutenlang halten dürfen. Das Erlebnis im klassischen Sinne, nämlich meditieren zu können, ist eine durchaus positive Vergeistigung, verbunden mit dem untrüglichen Gefühl, Unabhängigkeit und Intuition zu entwickeln. Das Berühren dieses ETWAS' ist das Berühren von –OM–.

Das Mantra –OM– ist an sich aus folgenden drei Silben zusammengesetzt: A–U–M– = OM. Dieses –A– steht symbolisch für den Wachzustand (Jagrata-Avastha). Das –U– steht für den Traumzustand (Svapna-Avastha). Das –M– steht für den Tiefschlaf (Susupha-Avastha)! –OM– im Yoga-Sanskrit hat über dem Zeichen, das wie ein umgekehrtes $\mathcal{E}$

aussieht, einen Halbmond mit Punkt ॐ Dieser aufgehende Mond, das Symbol ständigen geistigen Wachsens, führt zur Erkenntnis des Wach- und Traumzustandes sowie, am bewußten Erfahren des Tiefschlafs vorbei, zu den letzten Stufen des Yogas, zum *Samadhi*.

Wir werden lernen, dieses –OM– mit unseren Übungen zu verbinden. Innerlich –OM– flüstern heißt, dem Körper und Geist eine harmonische heilende Schwingung zu vermitteln.

–OM– flüstern heißt, Konzentrationskräfte und Energie zu sammeln und die Verbindung zu Prana herzustellen.

Anweisungen, um praktisch –OM– zu entwickeln

1) Bei der Entwicklung eines Mantras gehen wir von außen nach innen. Das heißt mit anderen Worten für –OM–, daß wir erst versuchen sollten, –OM– zu singen.
Das O.O.O.O. (wie im Wort «so») langziehen und das M.M.M.M. summen lassen. Wir sollten unseren ganzen Körper als Gong sehen, den wir mit dem Klöppel – unserer Stimme – in Schwingung versetzen. Wenn Sie ein Lied besonders lieben, singen Sie das Lied auf –OM–.

2) Dann rezitieren Sie –OM–. Laut, langsam und eindringlich.

Hören Sie sich selbst zu, und identifizieren Sie sich mit diesem –OM–.

3) Dann fahren Sie fort. Beginnen Sie, –OM– leise zu flüstern, noch leiser, so leise, bis nur Sie es noch hören können.

4) Dann gehen Sie nach innen. Versuchen Sie, –OM– ohne Lippen- und Zungenbewegung zu flüstern. Ganz dort im Innern. Immer wieder. Unaufhörlich. Das innere –OM– zu flüstern, ist das Allerwichtigste. Die Mentalkraft wird zunehmen.

Sie werden nach ausdauernder OM-Praxis diese heilvolle Schwingung gebrauchen können, um Mißschwingungen in Form von Nervosität, Sorgen, Vereinsamung, was es auch sein mag, wegzubringen. Machen Sie –OM– zu Ihrem Mantra und Kraftpol. Versuchen Sie, es zu entfalten. Verwirklichen Sie die Kraft des –OM– in Ihnen selber. Sehen Sie in –OM– eine Lebensstütze. Nehmen Sie –OM– vertrauensvoll auf. Üben Sie tagtäglich. Beenden Sie Ihre Yogaübungen des öfteren mit –OM–. Täglich sollte –OM– mindestens 300mal geübt werden.

Wenn Sie 300mal –OM– rezitieren, leise sprechen oder innerlich flüstern, sollten Sie vermeiden, es schnell und ohne Gefühl zu tun. Versuchen Sie es mit Aufmerksamkeit und Hingabe! Nur so läßt sich die
Heilschwingung –OM– entwickeln. Ein –OM– soll mindestens 1 Sekunde dauern, aber 5 Sekunden nicht überschreiten!

Gelingt die Konzentration zu –OM–, möchten Sie das –OM– automatisch länger halten, sei es bei der Rezitation, beim leisen Flüstern
oder innerlichen Flüstern.

> Übungsempfehlung:
> 100mal –OM– rezitieren
> 100mal –OM– leise flüstern
> 100mal –OM– innerlich flüstern.

Wenn Sie fortschreiten und spüren, daß dieses –OM– in Ihnen
schwingt und positive Wahrnehmungen auslöst, entscheiden Sie sich
für das innerliche Flüstern wie in 4) erklärt. Die OM-Entwicklung geht
weiter. Üben Sie also –OM–!

> –OM– wird Sie richtig führen
> OM … OM … OM

Weitere Anwendungsmöglichkeiten:

1) Wenn Sie in der Totenlage (Savasana, siehe S. 85) liegen, Ihren
Yoga ausklingen lassen und feststellen, daß da noch unerwünschte, störende Gedanken
sind, flüstern Sie *innerlich*, ohne
Lippen- und Zungenbewegung
OM … OM … OM … OM.
Absorbieren Sie richtig diese störenden Gedanken in der Urschwingung –OM–.
Sind es Geräusche, die Sie aus der
Konzentration des bewegungslo-
sen Liegens zu bringen drohen,
verfahren Sie in gleicher Weise.
Stellen Sie sich vor, –OM– sei die
dominierende Schwingung, alle
Störungen seien Mißschwingun-
gen.
*Vorstellung verschafft
Wirklichkeit.*

2) Wenn Sie in eine Notlage gera-
ten, vielleicht in panische Angst,
in starke Nervosität oder kurz vor
einem Temperamentsausbruch
sind, flüstern Sie innerlich unaufhörlich –OM–.
–OM– wird Sie über die momentane Klippe führen. Überzeugen
Sie sich selber, wenden Sie –OM–
an.

OM … OM … OM

IV. Was Sie außerdem wissen sollten

Die Ernährung

Wer Yoga übt und sich dabei richtig ernährt, kommt schneller voran. Zu viel Fleisch (besonders Schweinefleisch), zu viel Alkohol und zu viel Rauchen wird unreines, schlackenbeladenes Blut schaffen, das den Kreislauf unerträglich belasten kann.

Der rasselnde, mit verschiedenen Nebengeräuschen einhergehende Atem eines Menschen verrät häufig seine Vorlieben, sei es Rauchen, Trinken oder viel Fleischessen. Ein mit vielen Giftstoffen und Ablagerungen belastetes Blut entwickelt Kreislaufbeschwerden und kann zur Kurzatmigkeit führen; die kleinste Anstrengung, sei es nur Treppensteigen, macht sich dann durch Herzklopfen und Atemnot bemerkbar. Der Körper wird immer unfähiger, das mit Schlacken beladene Blut zu reinigen.

Schlimme Krankheiten und sogar Herztod können dann die Folge sein. Es ist erschreckend, in wie vielen Fällen das auf falsche Ernährung zurückzuführen ist.

Ich bin kein Ernährungswissenschaftler, doch ich finde es wichtig, hier hervorzuheben, daß medizinisch-wissenschaftliche Untersuchungen die schädliche Wirkung des Schweinefleisches auf die Gesundheit eines Menschen analysiert haben.[*]

Der Fleischgenuß wird im Yoga abgelehnt, da es sich hier um Abtötung von tierischem Leben zu Genußzwecken handelt.

Ein Yogi betrachtet seinen Körper als Tempel, den er besonders durch das Üben von Asanas und Pranayamas rein hält, damit er den Gesetzen der kosmischen Energieentfaltung nicht entgegenwirkt.

Ein andauernd fleischgesättigter Körper ist ein Tierfriedhof und erschwert den Prozeß der Reinigung im Sinne von Yoga.

---

[*] So z.B. ‹Gesunde Medizin› 3/'78, Francke-Gricksch-Verlag, Untere Burghalde 51, 7250 Leonberg.

Bitte denken Sie nicht, ich sei ein Fanatiker oder Sektierer! Im Yoga soll nichts erzwungen werden; keinesfalls sollten Sie Ihren Fleischverzehr von heute auf morgen einstellen. Nach und nach können Sie ihn reduzieren. Sie werden selbst feststellen, vorausgesetzt, Sie üben regelmäßig, daß Ihr Appetit auf Fleisch, Alkohol oder Zigaretten automatisch nachläßt.

Es ist bekannt, daß berühmte indische Yogis zeitweise auch Fleisch essen. Sie nehmen an, was ihnen liebevoll serviert wird. Doch bitte mißverstehen Sie das nicht. Diese Yogis leben ein Leben in der Schwingung ihres Überbewußtseins, und keine Macht der Welt, so auch nicht die Macht des Sinnesorgans Zunge, kann sie wieder nach unten ziehen. Sie können essen, was es auch sei, und werden keine physiologische Vergiftung erfahren.

Anders ist es aber bei Anfängern des Yoga. Sie werden es schwer haben, zu echten Resultaten beim Üben der Pranayamas und Asanas zu kommen, wenn sie übermäßig Fleisch essen, viel rauchen oder Alkohol trinken. Die fühlbaren Ergebnisse werden auf sich warten lassen.

Pranayamas regen die Blasen-, Darm- und Hautfunktion an, und so ist der Körper besser imstande, Giftstoffe auszuscheiden. Aber physiologische Entgiftungen und Pranayamas werden nichts ausrichten, wenn zu viel Schweinefleisch gegessen wird. Wenn der Beginner Yoga übt, aber zu viel Schweinefleisch ißt, so erfolgt nach einer positiven Praxis der Reinigung eine negative Praxis der Verunreinigung. Ich will zugeben, daß ich auch Fortgeschrittene im Yoga kenne, die gerne Fleisch essen. Sie können meistens auf eine konstante und harte Zeit der Yogapraxis zurückblicken, die auch ihre ausgesprochenen Schwächephasen hatte, doch die Gewohnheit der alltäglichen Übung bekam allmählich die Oberhand und wurde zu einer allgemein durchgreifenden Kontrolle.

Askese ist eine schöne Sache, um schlank zu bleiben und den Körper zu entschlacken. Mal einen Tag nur von Fruchtsaft oder von 1 oder 2 Bananen zu leben, stärkt den Körper, der so ungeahnte Kräfte mobilisiert, die ihn an seine physisch-geistige Beziehung oder Natur erinnern werden. Diese Art des Fastens sollte aber nur von Gesunden ausgeübt werden. Natürlich gibt es auch im Yoga Übende, die in ihrem Asketismus übertreiben und das eigentliche Ziel verfehlen.

Da sind auch Yogaübende, die sich gern asketisch zur Schau stellen und dadurch andere Yogaübende, nur weil diese etwas Fleisch essen, rauchen oder trinken, als unfähig für den Yoga abqualifizieren.

Jeder sollte sich in ehrlicher Selbstbetrachtung üben. Bringen Ihnen die Yogaübungen etwas, dann üben Sie weiter! Achten Sie nicht auf eine solche Kritik, die meist nur der Ausdruck der eigenen Unzulänglichkeit eines «Möchtegern-Asketen» ist.

Wichtig ist also:

Essen Sie nicht zu viel Schweinefleisch!

Versuchen Sie zu reduzieren! Das regelmäßige Üben bringt automatisch das Wissen, wieviel, was und in welcher Form Sie essen können und wollen.

Übermäßiges Essen führt auf die Dauer zu schweren Gesundheitsstörungen. «Ein voller Bauch studiert nicht gern», sagt der Volksmund, eine Binsenwahrheit. Die Yogis lehrten schon vor Jahrtausenden, daß die Hälfte des Magens mit Nahrung gefüllt und etwa ein Viertel des Magens für Getränke reserviert werden solle. So würden günstige Voraussetzungen geschaffen, um effektvoll Asanas und Pranayamas zu üben. Nach einer Vollmahlzeit müssen Sie etwa 2 bis 3 Stunden warten, ehe Sie mit den Yogaübungen anfangen. Die Wartezeit erhöht sich, wenn Sie mal mehr als gewöhnlich gegessen haben.

Gemäß der Yogalehre ist die Ernährung ein wichtiger Faktor, der die «Mind» beeinflußt. Die «Mind» ist der momentane Zustand, in dem Sie sich befinden. Der Zustand kann ein gutes oder schlechtes Befinden sein, bewußte oder unbewußte Freude, erwünschte oder unerwünschte Gedanken; all dies sind nur Bewegungen dieser «Mind». Diese «Mind» kann von ihrer Natur her als *dreiseitig* bezeichnet werden.

Es gibt die «Mind», die von *Tamas* beeinflußt wird; in diesem Zustand hat der Mensch den Hang zur Trägheit und Konzentrationsunlust. Zweitens gibt es die «Mind», wo *Rajas* herrscht, was sich in einem unkontrollierten aufbrausenden und leidenschaftlichen Verhalten zeigt. Und drittens gibt es die *Sattwa*-«Mind», in der der Mensch in einem Zustand der Ruhe, inneren Harmonie und Ausgeglichenheit ist.

Auch die Wahl der richtigen Nahrung kann einen positiven oder negativen Einfluß auf unsere «Mind» oder Geistesverfassung ausüben.

Unreine, abgestandene Speisen zum Beispiel tragen Tamas-Eigenschaften in sich. Ebenso führt ein ständig überladener Bauch zu Tamas. Übermäßiger Fleischgenuß wird die Rajas-«Mind» verstärken.

Den Yogaübenden interessiert in erster Linie natürlich die Sattwa-Nahrung. Die Nahrung also, die Eigenschaften wie Ruhe, Ausgeglichenheit und Harmonie positiv beeinflussen kann.

Vegetarisch leben heißt nicht, daß Sie nun beginnen, sich mit Vogel-

oder Kaninchennahrung zu begnügen. Sie können sich sehr leckere Gerichte zusammenstellen. Hier eine kleine Liste empfehlenswerter Nahrungsmittel mit Sattwa-Eigenschaften:
Milch, Obst und Gemüse.

Käse, Eier, Spinat, Mohrrüben, grüner Salat, Tomaten, Bananen, Pampelmusen, Feigen, Äpfel, Zitronen, Apfelsinen, Hülsenfrüchte, Butter, Pflanzenmargarine, Vollkornbrot, Quark, Kürbis, Ananas, Olivenöl, Sahne, Trauben, Kartoffeln, Blumenkohl und Honig.

Starkes Rauchen und übermäßiger Alkoholgenuß vertragen sich kaum mit Yogapraktizieren.

In meinen Volkshochschulkursen kommen häufiger bereits nach den ersten Stunden Schüler zu mir und fragen, ob das Praktizieren von Yoga etwa damit zusammenhängt, daß sie plötzlich weniger Alkohol vertragen. Selbstverständlich kann das im Zusammenhang mit Yoga stehen.

Durch die vermehrte Sauerstoffzufuhr, verursacht durch die Pranayamas und Asanas, verbessert sich die Qualität des Blutes. Das Blut ist gereinigt und ohne Schlacken. Man kann es mit dem Blut eines kleinen Jungen vergleichen. Wenn der heimlich Vaters Bier wegtrinkt, kann er kaum verbergen, was er getan hat. So können Yogaübende, die regelmäßig praktizieren, den Appetit auf Alkohol und Tabak allmählich verlieren und sich damit aus einer Knechtschaft befreien.

Ein Verlust, der wohl manches Leben retten könnte!

Übungen in bestimmten Situationen, bei körperlichen Störungen oder speziellen Krankheiten von A–Z

Ich möchte noch einmal betonen, daß bei *akuten starken* Kopfschmerzen, Halsschmerzen und Leibschmerzen Ihnen die hier folgenden Übungen *nicht* helfen werden.

Im Vorstadium jedoch, bei *leichten* Kopf- oder Halsschmerzen, Erkältungen und anderen leichten Störungen, darf man die angegebenen Übungen praktizieren, um möglicherweise die Krankheitsentwicklung zu stoppen.

Ansonsten sollten die Übungen *vorbeugend* praktiziert werden; wenn also jemand z. B. an ständigen Verdauungsstörungen leidet, so sollte er besonders die Übungen, bei denen unter Heilwirkung «verdauungsfördernd» angegeben wird, in sein wöchentliches Übungsprogramm einflechten.

Asthma: Die Knie-Kuß-Stellung (liegend), Seite 98; die Kopf-zum-Knie-Stellung, Seite 110; die Heuschrecken-Stellung Variationen I und II, Seite 93; die Kobra-Stellung, Seite 90; die Fisch-Stellung, Seite 108 und die Halb-Kerzen-Stellung, Seite 113.

Augenstärkend: Die Halb-Kerzen-Stellung, Seite 113; die Löwen-Stellung, Seite 116.

Altern (vorzeitiges): Die Halb-Kerzen-Stellung, Seite 113; die verfeinerte Atembeobachtung (Sah-Ham), Seite 129; Yogiatmung, Seite 44.

Atem (unreiner): Die Löwen-Stellung, Seite 116.

Bandscheiben (korrigieren): Die Heuschrecken-Stellung Variationen I und II, Seite 93; die Kobra-Stellung, Seite 90.

Bauchspeicheldrüse (aktivieren): Die Kopf-zum-Knie-Stellung, Seite 110.

Bauchmuskulatur (stärkend, pflegend): Die Katzen-Stellung, Seite 118; die Knie-Kuß-Stellung (liegend), Seite 98; die Ellbogenschraube, Seite 97; die Kobra-Stellung, Seite 90.

Bänder (pflegend): Der dynamische Streck Variationen I und II, Seite 104; die (umgekehrte) Dreiecks-Stellung, Seite 101.

Bein (pflegend): Die (umgekehrte) Dreiecks-Stellung, Seite 101; der dynamische Streck Variationen I und II, Seite 104; die Knie-Kuß-Stellung (liegend), Seite 98; die Halb-Kerzen-Stellung, Seite 113.

Beckenmuskulatur (pflegend): Die Katzen-Stellung, Seite 118; die Ellbogenschraube, Seite 97.

Blähungen: Die Kobra-Stellung, Seite 90; die Heuschrecken-Stellung Variationen I und II, Seite 93.

Blutdruck (hoher): Die Kopf-zum-Knie-Stellung, Seite 110; die Knie-Kuß-Stellung (liegend), Seite 98; die Bauchatmung und Yogiatmung, Seite 41.

Blutzirkulation (anregend): Die (umgekehrte) Dreiecks-Stellung Variationen I und II, Seite 101; die Heuschrecken-Stellung Variationen I und II, Seite 93; die Kobra-Stellung, Seite 90; die Halb-Kerzen-Stellung, Seite 113; die Yogiatmung, Seite 44.

Bronchien (pflegend): Die Heuschrecken-Stellung Variationen I und II, Seite 93; die (umgekehrte) Dreiecks-Stellung Variationen I und II, Seite 101; alle Pranayamas, ab Seite 44 und die Yogiatmung, Seite 44.

Brustkorbweitung: Die Kobra-Stellung, Seite 90; die (umgekehrte) Dreiecks-Stellung Variationen I und II, Seite 101; die Yogiatmung, Seite 44.

Brustmuskulatur (stärkend): Die Fisch-Stellung, Seite 108; die Dreiecksstellung Variationen I und II, Seite 101.

Busen (vergrößernd): Die Kobra-Stellung, Seite 90.

Diabetes: Die Knie-Kuß-Stellung (liegend), Seite 98; die Heuschrecken-Stellung Variationen I und II, Seite 93; die Fisch-Stellung, Seite 108; die Halb-Kerzen-Stellung, Seite 113.

Drüsenpflege (endokrine): Die Halb-Kerzen-Stellung, Seite 113; die Kopf-zum-Knie-Stellung, Seite 110.

Erkältung: Siehe Grippe.

Galle: Die (umgekehrte) Dreiecks-Stellung Variationen I und II, Seite 101; die Knie-Kuß-Stellung (liegend), Seite 98; die Heuschrecken-Stellung Variationen I und II, Seite 93; die Brustatmung, Seite 41.

Gehirndurchblutung: die Halb-Kerzen-Stellung, Seite 113.

Gesichtsmuskulatur (entspannend): Die Löwen-Stellung, Seite 116; die Halb-Kerzen-Stellung, Seite 113.

Geschlechtsorgan (pflegend): Die Knie-Kuß-Stellung (liegend), Seite 98; die Kobra-Stellung, Seite 90; die Halb-Kerzen-Stellung, Seite 113.

Grippe (Vorstadium einer grippalen Infektion mit leichten Kopf- und Halsschmerzen): Die (umgekehrte) Dreiecks-Stellung Variationen I und II, Seite 101; die Löwen-Stellung, Seite 116; die Kobra-Stellung, Seite 90; die Heuschrecken-Stellung Variationen I und II, Seite 93; die Fisch-Stellung, Seite 108; die Halb-Kerzen-Stellung, Seite 113.

Halsschmerzen: Siehe Grippe.

Hämorrhoiden: Die Fisch-Stellung Variationen I und II, Seite 108; die Heuschrecken-Stellung Variationen I und II, Seite 93; die Halb-Kerzen-Stellung, Seite 113.

Hexenschuß: Die Kobra-Stellung, Seite 90; die Heuschrecken-Stellung Variationen I und II, Seite 93.

Hüftmuskulatur (pflegend): Die (umgekehrte) Dreiecks-Stellung Variationen I und II, Seite 101; die Ellbogenschraube, Seite 97; die Heuschrecken-Stellung Variationen I und II, Seite 93.

Husten: Die Löwen-Stellung, Seite 116; die Halb-Kerzen-Stellung, Seite 113; die (umgekehrte) Dreiecks-Stellung Variationen I und II, Seite 101; die Fisch-Stellung, Seite 108.

Ischiasschmerzen: Der Diamant-Sitz, Seite 124; die Kopf-zum-Knie-Stellung, Seite 110; die Heuschrecken-Stellung Variationen I und II, Seite 93; die Kobra-Stellung, Seite 93.

Kopfschmerzen (leichte): Siehe auch Grippe; die Halb-Kerzen-Stellung, Seite 113; die Knie-Kuß-Stellung (liegend), Seite 98.

Konzentrationsschwäche: Atembeobachtung, Seite 31; alle Pranayamas, Seite 44; die verfeinerte Atembeobachtung (Sah-Ham), Seite 129.

Korpulenz (Taille, Bauch): Die (umgekehrte) Dreiecks-Stellung Variationen I und II, Seite 101; der dynamische Streck Variationen I und II, Seite 104; die Kobra-Stellung, Seite 90; die Heuschrecken-Stellung Variationen I und II, Seite 93; die Fisch-Stellung, Seite 108; die Kopf-zum-Knie-Stellung, Seite 110; die Knie-Kuß-Stellung (liegend), Seite 98, die Halb-Kerzen-Stellung, Seite 113.

Krampfadern: Alle umgekehrten Asanas, vor allen Dingen die Halb-Kerzen-Stellung, Seite 113.

Kreislaufpflege: Yogiatmung, Seite 44; Atembeobachtungen, Seite 31.

Leber: Die Kopf-zum-Knie-Stellung, Seite 110; die Knie-Kuß-Stellung (liegend), Seite 98; speziell die Brustatmung, Seite 41.

Lungenpflege: Yogiatmung, Seite 44; alle Pranayamas, Seite 44; die Halb-Kerzen-Stellung, Seite 113.

Lungenspitzen: Obere Atmung, Seite 42.

Menstruationsstörungen: Während der Menstruation sollten ausgesprochen leichte Übungen praktiziert werden, keinesfalls umgekehrte Stellungen, wie z. B. Kopfstand und Kerze. Generell die Bauchatmung praktizieren. Geeignet sind die Knie-Kuß-Stellung (liegend), Seite 98; Kobra-Stellung (Bauchlage), Seite 90; Fisch-Stellung (rückbeugend), Seite 108; Schuster-Sitz, Seite 127.

Magenleiden: Die Brustatmung, Seite 41.

Mandeln: Die Fisch-Stellung, Seite 108; die Löwen-Stellung, Seite 116; die Halb-Kerzen-Stellung, Seite 113.

Milz: Die Kopf-zum-Knie-Stellung, Seite 110; die Brustatmung, Seite 41.

Müdigkeit (übertriebene): Die Kopf-zum-Knie-Stellung, Seite 110; die Knie-Kuß-Stellung (liegend), Seite 98; die Halb-Kerzen-Stellung, Seite 113; alle Pranayamas, Seite 44.

Nackenmuskulaturpflege (und Entspannung): Die Fisch-Stellung, Seite 108; die vollständige Entspannungsmethode Teil II, Seite 62.

Nerven (beruhigen): Die vollständige Entspannungsmethode, Seite 60; die Ha-Ausatmung, Seite 37; die Totenlage, Seite 85; alle Pranayamas, Seite 44.

Nierenpflege: Die Kobra-Stellung, Seite 90; die Halb-Kerzen-Stellung, Seite 113; die Kopf-zum-Knie-Stellung, Seite 110.

Ohrenpflege: Die Löwen-Stellung, Seite 116; die Halb-Kerzen-Stellung, Seite 113; die Fisch-Stellung, Seite 108.

Oberschenkelmuskulaturpflege: Die (umgekehrte) Dreiecks-Stellung Variationen I und II, Seite 101; die Knie-Kuß-Stellung (liegend), Seite 98.

Pankreas: Siehe Bauchspeicheldrüse.

Phlegma: Die Kobra-Stellung, Seite 90; alle Pranayamas, Seite 44; die Fisch-Stellung, Seite 108.

Potenzstörungen: Die Kobra-Stellung, Seite 90; die Knie-Kuß-Stellung (liegend), Seite 98; die Ellbogenschraube, Seite 97.

Prostata: Die Knie-Kuß-Stellung (liegend), Seite 98.

Rauchen (übertriebenes): Regelmäßiges Üben der Pranayamas, Seite 44; die Yogiatmung, Seite 48.

Rheuma: Die Heuschrecken-Stellung Variationen I und II, Seite 93; die Kopf-zum-Knie-Stellung, Seite 110; die Halb-Kerzen-Stellung, Seite 113.

Rückenmuskelpflege: Die vollständige Entspannungsmethode Teil II, Seite 62; die Kobra-Stellung, Seite 90; die Heuschrecken-Stellung Variationen I und II, Seite 93; die Katzen-Stellung, Seite 118; die Kopf-zum-Knie-Stellung, Seite 110; die (umgekehrte) Dreiecks-Stellung Variationen I und II, Seite 101; der dynamische Streck, Seite 104; die Halb-Kerzen-Stellung, Seite 113; die Knie-Kuß-Stellung (liegend), Seite 98.

Sauerstoffaufnahme (vermehrte): Die Yogiatmung, Seite 48.

Schilddrüsen-Überfunktion: Die Halb-Kerzen-Stellung, Seite 113; die Atmung durch die Nase, Seite 53.

Schilddrüsen-Unterfunktion: Die Kobra-Stellung, Seite 90; die Fisch-Stellung, Seite 108; die Löwen-Stellung, Seite 116.

Schlaflosigkeit: Die vollständige Entspannungsmethode, Seite 60; die Knie-Kuß-Stellung (liegend), Seite 98; die Kobra-Stellung, Seite 90; die Halb-Kerzen-Stellung, Seite 113.

Schnupfen: Siehe Grippe.

Schwangerschaft: In den ersten drei Monaten der Schwangerschaft sind noch alle nach vorne gebeugten und aufrechten Asanas möglich.
Während der ganzen Schwangerschaft kann man das heilwirksame Bauchatmen und die Yogiatmung in der Rückenlage anwenden. Ebenso kann man die Vollentspannungsmethode (Seite 60) mit abschließender Atembeobachtung üben. Der 1. Teil der Entspannung, die Wirbelsäulenausgleichsübung im Liegen, fällt jedoch weg.

Solar Plexus (stärkend): Die Fisch-Stellung, Seite 108; die Katzen-Stellung, Seite 118; die Heuschrecken-Stellung Variationen I und II, Seite 93; die Krokodil-Stellung, Seite 95.

Stirnhöhlen (pflegend): Der Reinigungsatem bei den vorbereitenden Körperübungen, Seite 74.

Unterleibssenkung: Die Ellbogenschraube, Seite 97.

Verdauungsfördernd: Alle Übungen für die Bauchmuskulatur, Seite 90; die Knie-Kuß-Stellung (liegend), Seite 98; die Halb-Kerzen-Stellung, Seite 113; die Kopf-zum-Knie-Stellung, Seite 110; alle Pranayamas, Seite 44; der Diamant-Sitz, Seite 124.

Verstopfung: Die Knie-Kuß-Stellung (liegend), Seite 98; die Heuschrecken-Stellung Variationen I und II, Seite 93.

Wirbelsäule (stärkend und pflegend): Der dynamische Streck Variationen I und II, Seite 104; die Knie-Kuß-Stellung, Seite 98; die (umgekehrte) Dreiecks-Stellung Variationen I und II, Seite 101; die Kobra-Stellung, Seite 90; die Halb-Kerzen-Stellung, Seite 113; die Kopf-zum-Knie-Stellung, Seite 110.

Zungenpflege: Die Löwen-Stellung, Seite 116.

Allgemeine Hinweise

Versuchen Sie sich anzugewöhnen, Ihren Yogaübungen immer die *vorbereitenden*, aber nicht unwichtigen *Körperübungen*, wie zum Beispiel das Wirbelsäulenkreisen, *vorzuschalten*.

Die *Vollständige Entspannungsmethode* darf für sich allein praktiziert werden, wenn Sie sehr verspannt sind. Falls Sie genügend Übungszeit haben, können Sie die Methode nach den «vorbereitenden Körperübungen» einfügen. Empfehlenswert wäre es, die Methode wöchentlich mindestens 2mal zu praktizieren.

Die *Yogiatmungen* sollten Sie auch bei Spaziergängen in frischer Luft, z. B. im Wald oder am Meer, anwenden. Man kann sie vor den Asanas üben, inmitten einer Reihe Asanas, aber auch vor einem Hauptpranayama.

Die *Bauchatmung* bitte nicht in der täglichen Anwendung vergessen! Sie können die Bauchatmung auch inmitten einer Reihe der Asanas üben, um nach einer stark aktivierenden Körperübung den beruhigenden Ausgleich zu finden.

Pranayamas sind die verfeinerte Atembeobachtung (Sah-Ham) und die Yogiatmung.

Die *Übungsreihenfolge* im täglichen Übungsprogramm lautet:

Teil I: Vorbereitende Körperübungen. (Auf Wunsch die vollständige Entspannungsmethode oder die Yogiatmung.)

Teil II: Die Asanas.

Teil III: Konzentrationstechniken: Die verfeinerte Atembeobachtung Sah-Ham.

OM–OM–OM –

Die regenierende Urschwingung.

Wenn Sie das Gefühl haben, daß Ihnen ein Pranayama besonders hilft, dann üben Sie es täglich, wochenlang, monatelang in der angegebenen Übungsreihenfolge und unter der Beachtung der technischen Hinweise dieses Buches. Die *verfeinerte Atembeobachtung* (Sah-Ham) sollte als Krönung Ihres Yogaprogramms angesehen werden. Hier versuchen Sie ja, mit unbewegtem Körper und gerader Kopf- und Wirbelsäulenhaltung zu sitzen, um Ihre Sammlung nach innen fortzusetzen. Über die Asanas wird der Körper in Bewußtheit gepflegt, bei den Pranayamas sind Sie bestrebt, den Körper ruhig zu halten, um die Mental- und Konzentrationskraft (Dharana) zu stärken. Der Weg nach innen verlangt einen stillen Körper, der einem Tempel der Ruhe gleicht.

Savasana (Totenlage) ist immer dann anzuwenden, wenn Sie *während der Übungen Unruhe* empfinden oder die starke Aktivierung irgendeiner Übung ausklingen lassen wollen, so z. B. nach den Hauptpranayamas.

Bei den Asanas sollte man die *umgekehrten Stellungen* zuletzt üben. Bei den umgekehrten Stellungen wird vor allen Dingen die Blutzirkulation im Gehirn angeregt. So wird eine gute Voraussetzung geschaffen, um erfolgreich Pranayamas zu üben. Beenden Sie die Asanas mit der Savasana (Totenlage).

Bei regelmäßiger Übung von Asanas und Pranayamas wird das Feingefühl für die *Atemführung* zunehmen. Allmählich werden Sie genau Ihre individuellen *Streckgrenzen* ermitteln können.

Beobachten Sie sich in allen Übungen genau!

Erhöhen und steigern Sie Ihre Bemühungen in den Asanas und Pranayamas langsam und mit äußerster Sorgfalt, unter Berücksichtigung der angegebenen Regeln.

Suchen Sie herauszufinden, welche Asanas und Pranayamas Ihnen besonders guttun. Sie selbst werden nach und nach Ihre individuellen Übungen finden. Üben Sie Ihre *Lieblingsübungen* in der erläuterten Reihenfolge.

Die Asanas sind in mehrere Gruppen eingeteilt, die sich an der Ausgangsposition des jeweiligen Asanas orientieren. Die Gruppen sind:
Asanas aus der Bauchlage
Asanas aus der Rückenlage
Asanas aus der Standposition
Asanas in rückbeugender Bewegung
Asanas aus der Sitzposition
Umgekehrte Asanas
Sonstige Asanas

Das wöchentliche Übungsprogramm

Das hier folgende Übungsprogramm müssen Sie nicht auf jeden Fall einhalten. Wenn Ihnen eine Übung nicht gefällt, ersetzen Sie sie allmählich durch eine gleichwertige andere.

Jeder Mensch hat Zeit, um Yoga zu üben; er muß sie sich nur nehmen! Man sollte täglich einige Zeit nur für sich selber da sein, um danach um so besser für die anderen und die Verpflichtungen zur Verfügung stehen zu können.

Üben Sie, wenn möglich, *mindestens einmal am Tag*. Die besten Übungszeiten sind Sonnenaufgang und Sonnenuntergang. Doch wer kann sich schon diese Zeiten für seine Übungen freihalten?

Je früher man morgens übt, desto besser. Das Allerwichtigste ist jedoch, daß man überhaupt übt. Lieber zu einer ungewöhnlichen Zeit üben als gar nicht! Denken Sie daran, daß Sie nach einer Vollmahlzeit etwa 2 bis 3 Stunden warten sollten, ehe Sie mit Yoga beginnen.

Versuchen Sie erst einmal, mit jeder Übung, in praktischer und theoretischer Hinsicht, vertraut zu werden. Versuchen Sie dann, sich ein Übungsprogramm zusammenzustellen. Als Muster können Sie das folgende Wochenprogramm nutzen. In diesem Musterprogramm für eine Woche sind die wichtigsten Übungen dieses Buches enthalten. Versuchen Sie, dieses Wochenprogramm durchzuhalten, und ersetzen Sie die Übungen, die Ihnen schwerfallen, durch leichtere.

Kürzen Sie das Programm, wenn Sie nur eine geringere Übungszeit zur Verfügung haben.

Es kommt nicht darauf an, unzählige Asanas zu praktizieren, so daß man müde ist, bevor die Pranayamas oder Konzentrationstechniken beginnen. Wenige Asanas reichen vollkommen aus, wenn man sie langsam und mit innerem Einleben übt!

Haben Sie Geduld und Ausdauer! Die ersten Schritte im Yoga sind ein bißchen wie «Steine schleppen», doch Sie müssen einfach durchhalten! Die Last wird auf die Dauer so leicht und angenehm wie Watte werden! Der anfängliche Aufwand lohnt sich ganz bestimmt!

Montag

Vorbereitende Körperübungen   70
  1) Die Yogiatmung (liegend)   38
  2) Die Dreiecks-Stellung (beide Variationen)   101
  3) Der dynamische Streck   104
  4) Die Katzen-Stellung   118
  5) Die Kobra-Stellung   90
  6) Die Heuschrecken-Stellung   93
  7) Die Totenlage   85
  8) Ihr bevorzugter Yogasitz
  9) Die Bauchatmung (sitzend)   38
 10) Die Atembeobachtung (liegend)   38

Dienstag

Vorbereitende Körperübungen   70
  1) Die Yogiatmung (stehend)   49
  2) Der dynamische Streck   104
  3) Die Löwen-Stellung   116
  4) Die Knie-Kuß-Stellung (liegend)   98
  5) Die Kopf-zum-Knie-Stellung   110
  6) Die Halb-Kerzen-Stellung   113
  7) Die Totenlage   85
  8) Ihr bevorzugter Yogasitz
  9) Die Yogiatmung (sitzend)   38
 10) Die verfeinerte Atembeobachtung
     (Sah-Ham) (liegend)   129

Mittwoch

Donnerstag

Freitag

Samstag

Sonntag

**Mehr Spaß am Sport mit
Programmen von Profis und
Kniffs von Könnern.**

rororo Sportbücher

Claus Beissner /
Manfred Blödorn
Sportabzeichen
7019

Manfred Letzelter
Trainingsgrundlagen
7024

Bero Rigauer
Sportsoziologie
7045

Hans Eberspächer
Sportpsychologie
7047

Klaus Willimczik /
Klaus Roth
Bewegungslehre
7048

Peter Markworth
Sportmedizin 1
7049

Helmut Digel (Hg.)
Lehren im Sport
Ein Handbuch für
Sportlehrer, Sport-
studierende und Übungs-
leiter. Herausgegeben
von Helmut Digel in
Zusammenarbeit mit
dem DSB.
7050

Andreas Brinkmann /
Uwe Treeß
Bewegungsspiele
Sozialarbeit, Freizeit-
gestaltung, Sportunter-
richt. 7043

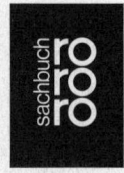

sachbuch
rororo

C 2102/1